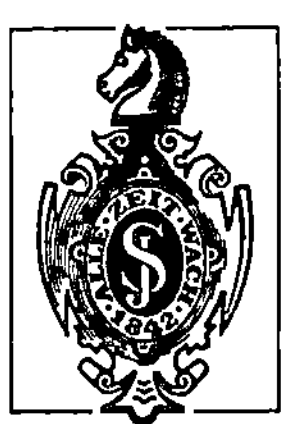

M. Oehmichen

Die Wundheilung

Theorie und Praxis der Chronomorphologie
von Verletzungen in der forensischen Pathologie

Mit 28 Abbildungen und 9 Tabellen

Springer-Verlag Berlin Heidelberg New York
London Paris Tokyo Hong Kong

Prof. Dr. med. Manfred Oehmichen
Institut für Rechtsmedizin der Medizinischen Universität zu Köln
Melatengürtel 60–62, D-5000 Köln 30

ISBN-13:978-3-540-52131-0   e-ISBN-13:978-3-642-75408-1
DOI: 10.1007/978-3-642-75408-1

CIP-Titelaufnahme der Deutschen Bibliothek
Oehmichen, Manfred: Die Wundheilung: Theorie und Praxis der Chrono-
morphologie von Verletzungen in der forensischen Pathologie / M. Oehmichen.–
Berlin; Heidelberg; New York; London; Paris; Tokyo; Hong Kong: Springer, 1990
ISBN-13:978-3-540-52131-0 (Berlin ...)

Die Wiedergabe von Gebrauchsnamen, Handelsnamen, Warenbezeichnungen usw. in
diesem Werk berechtigt auch ohne besondere Kennzeichnung nicht zu der Annahme, daß
solche Namen im Sinne der Warenzeichen- und Markenschutz-Gesetzgebung als frei zu
betrachten wären und daher von jedermann benutzt werden dürfen.

Produkthaftung: Für Angaben über Dosierungsanweisungen und Applikationsformen
kann vom Verlag keine Gewähr übernommen werden. Derartige Angaben müssen vom
jeweiligen Anwender im Einzelfall anhand anderer Literaturstellen auf ihre Richtigkeit
überprüft werden.

2119/3140(3020)-543210 – Gedruckt auf säurefreiem Papier

Vorwort

Das vorliegende Buch entstand vorwiegend aus der Not der Praxis:
Welche Möglichkeiten der Vitalitätsbestimmung und Wundaltersschätzung bestehen heute, und wann sollen welche Untersuchungsmethoden angewandt werden? Bei Durchsicht des Schrifttums
wurden folgende Beobachtungen evident:

- Es gibt viele, oftmals divergierende Angaben über das Auftreten
  biologischer Phänomene in Abhängigkeit vom zeitlichen Intervall zwischen traumatischer Einwirkung und Untersuchung
  (= Wundalter), wobei die Ursache für die Divergenz zumeist
  nicht plausibel wird. Das Erfassen der Divergenzen wurde somit
  ein Ziel der Arbeit.
- Die Fortschritte der Immunologie zum Ablauf der Wundheilung haben bisher kaum Einfluß auf die bestehenden Konzepte
  der forensischen Wundaltersschätzung genommen. Sowohl die
  Beschreibung der neuen methodischen Möglichkeiten als auch
  der zunehmend komplexer werdenden Überlegungen der theo-
  retischen Grundlagenforschung stellte das zweite Ziel der Arbeit
  dar.
- Grundlage weiterer systematischer Untersuchungen ist v.a. die
  Erfassung und Eingrenzung von bestehenden Defiziten, die
  sowohl im Raster der Chronologie von Phänomenen als auch
  bei den bisherigen methodischen Forschungsansätzen vorhanden sind.

Damit ist die Absicht des Buches eine dreifache. Als Ergebnis
dieser Bestandsaufnahme konnte – und mußte – festgestellt
werden, daß die Defizite generell überwiegen. Ich hoffe jedoch, mit
diesem Buch durch Darstellung des „Ist-Bestandes" nicht nur den
„Soll-Bestand" zu beleuchten, sondern gleichzeitig auch gedankliche Ansätze für weitere Forschungen zu geben.

Zu danken habe ich den Herren Professoren Dr. med. M. Staak
und Dr. med. C. Henßge, die wiederholt auf offene Fragen
hinwiesen und somit das Problem aktualisierten. Zu danken habe
ich ferner Herrn Dr. rer. nat. M. Nagelschmidt, der mich beriet.

Das Buch sei Herrn Professor St. Berg gewidmet, der in
Deutschland die Grundlagen zur Wunduntersuchung unter foren-
sisch-pathologischem Aspekt legte.

Köln, im Frühjahr 1990 *Manfred Oehmichen*

Inhaltsverzeichnis

1 Einleitung

Der Begriff *Wunde* beschreibt die morphologisch-funktionellen Störungen einer Gewebeeinheit, während mit dem Begriff *Wundheilung* alle die Vorgänge zusammengefaßt werden, die zu einer Reparation der Wunde führen. Auch wenn man davon ausgeht, daß die Problematik der Wunde und Wundheilung uralt ist und bereits in dem Edwin-Smith-Papyros aus dem Jahre 1700 v. Chr. angesprochen wurde, so ist bis auf den heutigen Tag über zahlreiche Vorgänge der Wundheilung, die auf morphologischer, biochemischer, immunologischer und molekularbiologischer Ebene ablaufen, wenig bekannt.

Mit der hier vorgelegten kleinen Monographie wird beabsichtigt, eine Übersicht über den Stand der Forschung zu geben, wobei besonders die von der Vitalität und vom Wundalter abhängigen Phänomene angesprochen werden sollen. Es wird versucht, einerseits den pathogenetischen Hintergrund der Wundheilung – soweit bekannt – darzustellen, andererseits jedoch praktische Hinweise für eine Vitalitätsbestimmung und Wundaltersschätzung, v. a. in der forensischen Pathologie, zu geben, da in dieser Fachrichtung die zeitliche Klassifizierung einer Wunde unbekannten Alters eine besondere Rolle spielt. Unabhängig hiervon dürfte die Zusammenstellung zeitabhängiger biologischer Phänomene der Wundheilung auch für die Erfolgskontrolle von Wundheilungsvorgänge im Rahmen experimentell-therapeutischer Maßnahmen der Chirurgie und Dermatologie von Bedeutung sein.

Der Umfang der im einzelnen aufgeführten pathogenetischen Abläufe kann nicht vollständig sein, und das Ausmaß der Aktualität wird entscheidend dadurch eingeschränkt, daß die Forschungsentwicklung in den letzten Jahren mit zunehmender Geschwindigkeit so rasant abläuft, daß jeder erfaßte Status quo bereits veraltet ist, sobald eine auch noch so schnell erfolgende Drucklegung beendet wird. Sogar eine aktuelle Erfassung des Status quo ist immer nur eingeschränkt möglich, da das umfangreiche, durch unterschiedliche Disziplinen und Methoden erarbeitete Wissenspotential nur in Ausschnitten wiedergegeben werden kann.

Die Praxis der zeitlichen Klassifizierung einer Wunde unbekannten Alters – und damit gleichzeitig auch der Vitalitätsbestimmung – stellt ein altes Problem dar, das v. a. forensische Pathologen im Rahmen z. T. umfangreicher Übersichtsarbeiten wiederholt angesprochen haben (Walcher 1930, 1935, 1936; Orsos 1935a, b, 1936; Raekallio 1965, 1970, 1975, 1980a, b; Berg 1972, 1975), über das jedoch in ähnlicher Weise auch von Chirurgen (Allgöwer 1956; Washburn 1960; Hernández-Richter u. Struck 1970; Zollinger 1962), Pathologen (Ross u. Benditt 1962; Lindner 1967, 1972, 1982; Beneke 1972; Cottier 1980; Helpap 1987), Dermatologen (Wokalek 1988) und Immunologen (H. Z. Movat 1985; Gallin et al. 1988) Veröffentlichungen vorliegen.

Wenn trotz dieser z.T. durchaus aktuellen Publikationen nochmals in einer Übersichtsarbeit versucht werden soll, zeitabhängige Phänomene der Wundheilung aufzuarbeiten, dann aus folgenden Gründen:

(a) In den letzten Jahren erfolgten umfangreichere, überwiegend immunologische Untersuchungen zu Einzelfragen der Zellinteraktion sowie Freisetzung und Wirkung von Mediatoren, die in das bisherige Konzept der zeitlichen Zuordnung des zusammenfassenden Schrifttums nicht integriert werden konnten.
(b) Aus der forensisch-pathologischen Literatur liegen eine Reihe neuerer Einzelarbeiten vor, die sowohl das theoretische als auch das praktische Konzept der Wunduntersuchung beeinflussen dürften.
(c) Durch die Entwicklung neuer Methoden, insbesondere durch die Einführung der Immunzyto- und Histochemie, wurde auch eine neue Ära der Vitalitätsbestimmung und Wundaltersschätzung eingeleitet.

Die wesentliche Voraussetzung für eine zeitliche Zuordnung von Einzelphänomenen während der Wundheilung ist das Vorhandensein einer gewissen *Gesetzmäßigkeit* des Heilungsprozesses (Cohnheim 1867), die ihrerseits an eine gleichförmig ablaufende Kausalkette gebunden ist: Eine bestimmte Noxe setzt eine bei unterschiedlichen Individuen jeweils gleichbleibende Kette identischer Prozesse in Gang, die mit einer vollständigen Restitution oder Narbenbildung endet. Die Kausalkette wurde in den letzten Jahren immer enger geknüpft und stellt daher für die vorliegende Arbeit eine der wesentlichen Bedingungen ihrer Begründung dar. Wie am Ende erkennbar, handelt es sich tatsächlich nicht nur um eine Kette, sondern eher um eine Lawine von Prozessen im Sinne einer Kettenreaktion, die initiiert wird und z.T. auf Grundprinzipien der Aufrechterhaltung eines „Status quo", der Homöostase, mit Abbau und Aufbau, mit Destruktion und Regeneration – auch des ungeschädigten lebenden Gewebes – basiert (vgl. Washburn 1960).

Wesentlich erscheint ein besonderer Hinweis: Die heute gängigen Vorstellungen des Wundheilablaufes beruhen überwiegend auf Befunden, die in der Zellkultur, im Tierexperiment oder – ganz selten – auch beim lebenden Menschen gewonnen wurden. Die so erhaltenen Daten müssen auf das wesentliche Untersuchungsmaterial der forensischen Pathologie, das *Leichenmaterial*, übertragen werden. Für eine derartige inhaltliche und methodische Übertragung sind in der Regel erhebliche Voruntersuchungen notwendig, auf die im folgenden Text jeweils hingewiesen werden wird. Einschränkend muß daher von vornherein festgestellt werden, daß die Übernahme von zahlreichen Methoden und Informationen gar nicht oder nur eingeschränkt möglich ist bzw. daß entsprechende Untersuchungen noch nicht durchgeführt wurden. Auf bestimmte metabolische Veränderungen, die am Wundrand regelmäßig auftreten (vgl. Reynold et al. 1963; Hunt et al. 1967, 1978) wird im folgenden nicht eingegangen, da sie sich wegen postmortaler Diffusion der Nachweisbarkeit unter forensisch-pathologischen Bedingungen entziehen.

In der vorliegenden Übersicht erfolgt eine weitgehende Beschränkung auf das *mechanische Trauma der Haut*, da die Verhältnisse bei anders gearteten Einwirkungen (z.B. Temperatur, Elektrizität, chemische Substanzen) sowie anders gearteter Lokalisation (z. B. Gehirn, Leber, Darm usw.) jeweils auch anders geartete Zeitabläufe erwarten lassen. Nur eher marginal finden anders geartete traumatische Einwirkungen sowie Einflüsse durch äußere Einwirkungen ebenso Berücksichtigung wie Veletzungen anderer Organe. Da ferner besonders Phänomene der Wundinfektion nicht berücksichtigt werden, beziehen sich alle aufgeführten Daten ausschließlich auf aseptische Wunden, d.h. es werden der Beschreibung ausschließlich *nichtimmunologische Entzündungsprozesse* zugrunde gelegt.

Die Arbeit beschränkt sich ferner auf *lokale Veränderungen*, so daß Fragen des Nachweises der Vitalität und der Überlebenszeit aufgrund systemischer Einwirkungen, u.a. im Sinne einer Embolie, einer Aspiration, der Entwicklung von Schockäquivalenten bei Verbluten, nicht berücksichtigt werden.

Die Vitalität und Überlebenszeit einer Stichwunde, Rißquetschwunde oder Unterblutung lassen sich oftmals schon durch *makroskopische Inspektion* abschätzen. Besteht eine Rötung, ein Ödem, ein Wundschorf, ein Granulationsgewebe oder eine Infektion, dann sind nicht nur Kriterien der Vitalität, sondern bereits auch des Alters einer Wunde vorhanden (vgl. jedoch auch Balázs 1933). Speziell den Unterblutungen und ihren Farbveränderungen wurden Untersuchungen gewidmet, da derartige Kriterien auch eine Altersschätzung von Verletzungen Überlebender erlauben, insbesondere die Zuordnung von Verletzungen nach Kindesmißhandlung, Vergewaltigung u. ä. Entsprechend den Beobachtungen von Lins u. Hamper (1970) sowie Tutsch-Bauer et al. (1981) ließen sich jedoch nur Schätzungen mit erheblicher Streubreite vornehmen, so daß die Wertigkeit derartiger Angaben als erheblich eingeschränkt beurteilt werden muß. Auf makroskopische Untersuchungsmethoden soll jedoch im folgenden nicht wesentlich eingegangen werden. Die vorliegende Übersicht beschränkt sich mithin überwiegend auf *mikroskopische Nachweismethoden*.

Im Schrifttum wurde immer wieder versucht, den Ablauf der *Wundheilung* in verschiedene *Phasen* einzuteilen, wobei die Phasen auch bestimmten Zeitintervallen zugeordnet wurden. Eine derartige Einteilung kann nur ein grobes Raster darstellen, das die unterschiedlich gerichteten, sich überschneidenden Vorgänge während der Wundheilung überwiegend unter pathogenetischen Gesichtspunkten zusammenstellt (vgl. Chlumsky 1899; Zollinger 1962; De Vito 1965; Ross 1968; Raekallio 1970; Beneke 1972; Lindner u. Huber 1973; Schilling 1976; Bourne 1981). Unter dem Gesichtspunkt der Phänomenologie soll demgegenüber die hier vorgenommene Einteilung verstanden werden, wobei die Phasen entsprechend den jeweils bestimmenden morphologischen Vorgängen benannt wurden:

1) Phase der Destruktion,
2) Phase der Reaktion hämatogener Zellen,
3) Phase der Reaktion lokaler Mesenchymzellen.

Die Einteilung erlaubt eine Übersicht über einzelne, sich zweifelsfrei zeitlich überschneidende, im folgenden jedoch nacheinander beschriebene Prozesse, die erst am Ende in Form einer Synopse zusammenfassend – und damit auch pragmatisch unter dem Gesichtspunkt einer zeitlichen Zuordnung einer mechanischen Wunde unbekannten Alters – besprochen werden sollen. Trotz der Phaseneinteilung soll einerseits ganz bewußt versucht werden, Überschneidungen zu erfassen, wobei die Kontinuität des Wundheilungsprozesses nicht aus den Augen verloren werden soll.

Andererseits werden jeweils diejenigen Phänomene als Merkmale betont herausgegriffen, die zur Klassifizierung einer Wunde unbekannten Alters heranzuziehen sind. Es ist die ausgesprochene Absicht, jeweils die einzelnen Phasen daraufhin zu überprüfen, ob Phänomene auftreten, die für eine zeitliche Diskriminierung von Bedeutung sein könnten. Nicht beabsichtigt ist hingegen, eine vollständige pathophysiologische Übersicht über den Ablauf der Wundheilung zu geben; die aufgeführten und auch ausführlich diskutierten funktionellen Vorgänge sollen Verständnis für den Prozeßcharakter geben; sie sollen den Leser auf mögliche zusätzliche Ansatzpunkte aufmerksam machen, die das Raster der zeitlichen Zuordnung durch zusätzliche Phänomene einengen könnten.

Es besteht mithin kein Zweifel daran, daß die im folgenden aufgeführten Informationen eher im Sinne eines Arbeitspapiers denn als zusammenfassendes Resümee zu verstehen sind.

2 Chronomorphologie der Wundheilung

2.1 Phase der Destruktion

Praktisch jede mechanische Einwirkung auf durchblutetes Gewebe führt, u.a. in Abhängigkeit von der abgegebenen Energie, zur Kontinuitätsunterbrechung des Gewebes, zum Blutaustritt und – infolge einer unterbrochenen Gefäßkontinuität – zur Ischämie des gefäßabhängigen Gewebes. Die Kontinuitätsunterbrechung ist zweifelsfrei auch postmortal in gleicher Weise erzeugbar und kann zur Klärung der Frage der Vitalität nicht herangezogen werden. Während der Blutaustritt sofort eintritt und auch unschwer nachweisbar ist, sind Zeichen einer ischämischen Nekrose mit Routinemethoden oftmals erst nach Überlebenszeiten von mehreren Stunden zu erfassen: in der Haut und Muskulatur frühestens nach ca. 2 h (Ojala et al. 1969); im Fettgewebe sind Veränderungen praktisch nicht von postmortalen Veränderungen differenzierbar (Hirvonen 1968); die Nervenzellen zeigen bereits nach ca. 180 min Überlebenszeit im einfachen HE-Schnitt intrazytoplasmatische Vakuolen bzw. eine erkennbare Eosinophilie als Hinweis auf eine beginnende Nekrose (Oehmichen 1990).

Aus den letzten Jahren liegen jedoch eine Reihe zusätzlicher Untersuchungen vor, die im folgenden beschrieben werden sollen, wobei ausschließlich auf Beobachtungen eingegangen werden soll, die bei Verletzung des den Körper schützenden Weichteilmantels auftreten, d.h. auf Beobachtungen bei Verletzung von Muskulatur, Fettgewebe und Corium (Kollagen).

2.1.1 Blutung und Erythrozytenveränderung

Das Auftreten einer *Blutung* kann prinzipiell als Zeichen der Vitalität gewertet werden (Raekallio 1973; Berg 1975). Blutungen aber treten auch bei postmortaler Traumatisierung auf, so daß diesem Phänomen allein kein Beweiswert bei Fragen der Vitalität zuzusprechen ist. Speziell die Frage der postmortalen Blutung wurde von Robertson u. Mansfield (1957) untersucht; sie wiesen darauf hin, daß eine postmortale Kontraktion der Gefäße besteht, die noch 10–20 min nach Kreislaufstillstand in der Lage ist, eine intravasale Blutbewegung vorzunehmen, die vergleichsweise geringer ist als bei einer intravitalen Blutung nach gleicher Gewalteinwirkung. Ferner wiesen sie darauf hin, daß auch die Frage der Infiltration des Gewebes mit Blut kein ausreichendes Kriterium der Vitalität darstellt. Auch nach postmortaler Blutung kann das Blut nicht ausreichend vollständig ausgewaschen oder mechanisch weggekratzt werden, wie es Dettling et al. (1951) annahmen. Diesen Beweis hatten bereits Prinsloo u. Gordon (1951) erbracht, die darauf hinwiesen, daß auch mikroskopisch eine Unterscheidung nicht möglich ist.

Bei licht- und elektronenmikroskopischer Untersuchung von *Erythrozyten* in einer Blutung können immer wieder Veränderungen beobachtet werden, denen eine Zeitabhängigkeit zugesprochen wird, z. B. Hämoglobinverlust, Formveränderungen usw. Es war daher naheliegend, diese Veränderungen hinsichtlich der Zeitabhängigkeit systematisch zu untersuchen.

Zur experimentellen Erfassung der Erythrozytenveränderung wurden permeable (für Flüssigkeiten durchgängige, für Zellen hingegen nichtdurchgängige) Kunststoffkapseln mit autologen Erythrozyten Kaninchen subkutan implantiert und nach unterschiedlichen Überlebenszeiten entfernt (Oehmichen et al. 1986b). Es konnten folgende morphologischen Veränderungen der Erythrozyten licht- und elektronenmikroskopisch erfaßt werden:

- Formveränderung,
- Matrixverlust,
- Membranunterbrechung.

Alle aufgeführten Merkmale (vgl. Abb. 1 a–c) zeigten auch – in Grenzen – eine gewisse Abhängigkeit von der Überlebenszeit. Identische Veränderungen treten jedoch auch bei Lagerung von Erythrozyten in vitro (Krause 1986) und postmortal (Oehmichen u. Nagy-Koritsanszky 1985) in ähnlichen Zeitintervallen auf, so daß die Morphologie der Erythrozyten zur Altersbestimmung praktisch nicht herangezogen werden kann.

Trotzdem liegen zahlreiche Einzelbeobachtungen vor, die evtl. auch für die Altersschätzung von Bedeutung sein können:

Intakte Erythrozyten können für mehrere Wochen nachweisbar sein (Walcher 1936; Robertson u. Mansfield 1957; Robertson u. Hodge 1972). Es wurde festgestellt, daß nach intramuskulärer Injektion autologer Erythrozyten praktisch alle Erythrozyten ausreichend Hämoglobin enthalten können, daß sie jedoch auch in Form von Membranhüllen, ohne hämoglobinenthaltende Matrix (sog. „ghosts"), auftreten. Nach Injektion haben praktisch alle Erythrozyten eine sphärische Konfiguration. Wesentlich erscheint, daß die Erythrozyten im Extravasat nicht fragmentieren (Lalonde u. Ghadially 1977).

Ferner stellen Erythrozyten allein offenbar nur einen geringen Reiz für reaktive Veränderungen dar, wie Moritz (1954) feststellte, der Erythrozyten bei Labortieren subkutan applizierte. Erst wenn er gequetschtes Muskelgewebe mitinjizierte, war eine schnelle und deutliche Reaktion durch emigrierende, kernhaltige Blutzellen zu beobachten. Das Ausmaß der Lyse von Erythrozyten scheint ferner abhängig von der Anwesenheit neutrophiler Granulozyten (Simpson u. Ross 1972).

Die extravasalen Erythrozyten haben keine eigene Migrationsfähigkeit und werden daher entweder weggeschwemmt oder inkorporiert und weggetragen. Die Wege wurden von Moritz (1954) zusammengestellt: Rücktransport über Lymphwege in das Blutgefäßsystem, Diffusion in das umgebende Gewebe, Lyse und Abtransport über Blut oder Lymphgefäßsystem, Phagozytose durch Makrophagen.

Zum *Abtransport der Erythrozyten* über Lymphwege liegen v. a. die Untersuchungen von Robertson u. Mansfield (1957; s. a. Roser 1970) vor: Die Autoren konnten eine Teilnahme des lymphatischen Gewebes an Hautunterblutungen

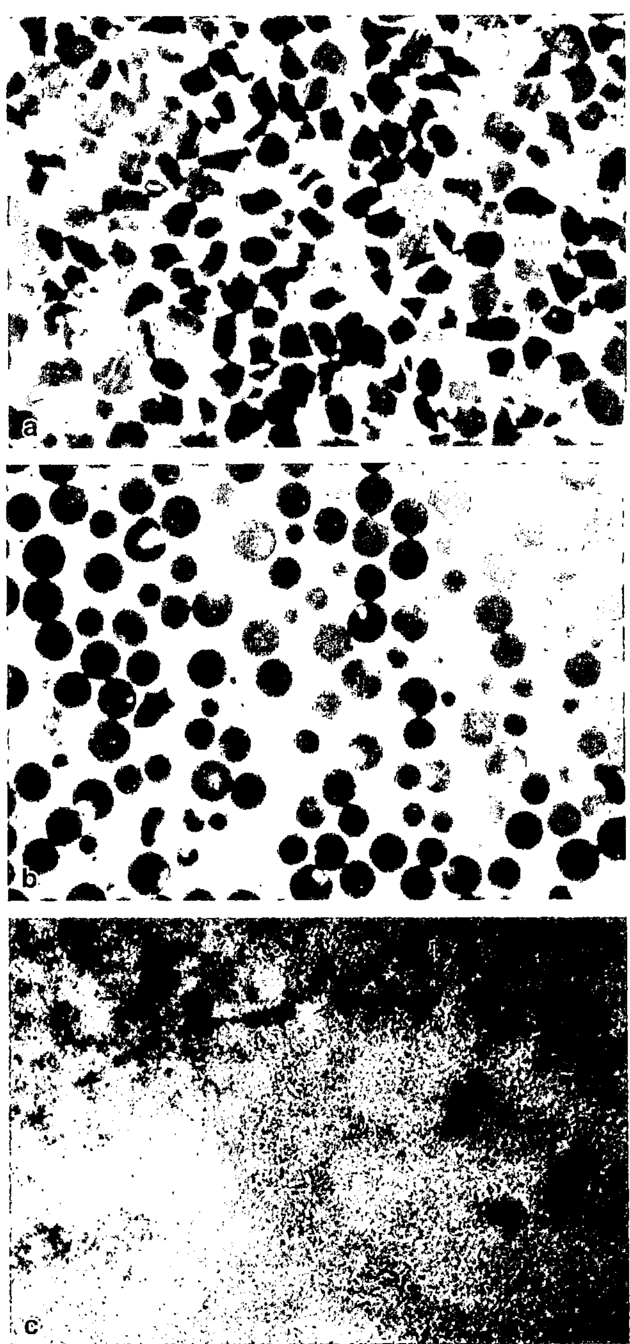

Abb. 1a–c. In-situ-Veränderung von extravasalen Erythrozyten in Abhängigkeit von der Überlebenszeit. a Formveränderung (Vergr. 500:1); b Matrixveränderung (Vergr. 500:1); c Membranveränderung von Erythrozyten im Sinne einer Fensterung mit Matrixverlust (Vergr. 20 000:1)

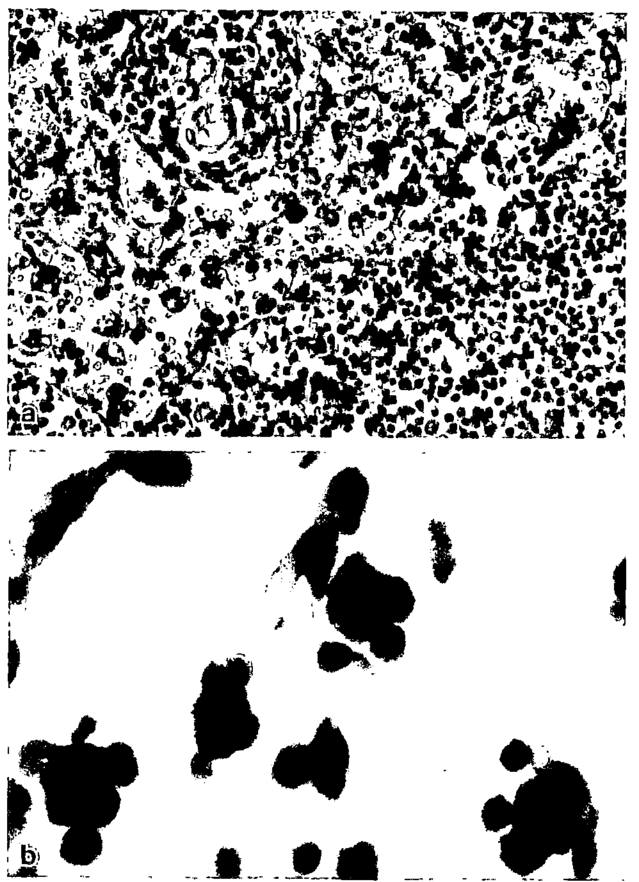

Abb. 2a, b. Erythrozytendrainage nach Verletzung mit Nachweis von Erythrozyten und Erythrophagen in den Sinus von Lymphknoten. a Übersicht mit Erythrozyten und Erythrophagen (HE; Vergr. 100:1); b rosettenförmige Anlagerung von Erythrozyten an Zelloberflächen von Makrophagen sowie Erythrophagen (HE; Vergr. 1200:1)

feststellen (s. auch Hudack u. McMaster 1933): In der Folge von distal lokalisierten Verletzungen an Extremitäten finden sich in den Sinusoiden der Lymphknoten (Abb. 2a, b) in der Achselhöhle nach kurzer Zeit Erythrozyten sowie eine Erythrophagozytose (s. auch Moritz 1954; Oehmichen et al. 1983). Auch wenn diese Abräumwege als gesichert angesehen werden können, bleibt die Frage der praktischen Relevanz. In einer systematischen Untersuchung konnte festgestellt werden, daß auch unabhängig von einer Stauung oder Traumatisierung – mindestens in den Halslymphknoten des Menschen – Erythrozyten, Erythrophagen und Siderophagen zu beobachten sind (Oehmichen u. Schmidt 1989). Mithin ist dem Nachweis dieser Phänomene in den Lymphknotensinus im Einzelfall keine sichere diagnostische Relevanz zuzusprechen. Demgegenüber kann als Hinweis auf die Vitalität einer intrazerebralen oder subarachnoidalen Blutung der

Nachweis von hämatogenen Elementen in den Pacchioni-Granulationen gelten (Földes et al. 1987).

Der Abbau der Erythrozyten über den Vorgang der Phagozytose soll an anderer Stelle im Detail beschrieben werden (vgl. S. 31 ff.).

2.1.2 Fibrin

Die Fibrindarstellung in Wunden erfolgte – laut Schrifttum – überwiegend mit der Weigert-Färbung, die jedoch an Hautschnitten nicht befriedigend gelingt (Berg 1975). Inzwischen ist zweifelsohne der immunhistochemische Fibrinnachweis die sicherste – und bisher einzig spezifische – Methode (Laiho 1967), ein Nachweis, der auch am Paraffinschnitt möglich ist (Craane et al. 1978).

Immer wieder diskutiert wurde die Frage nach der Wertigkeit des Nachweises von Fibrin bzw. des Fehlens von Fibrin. Bereits Walcher (1936) weist darauf hin, daß auch bei vitalen Wunden Fibrin fehlen kann, besonders bei agonalen und rasch, vom Tod gefolgten Verletzungen. Insofern muß auch die Beobachtung der Arbeitsgruppe Wester et al. (1979) eingeschränkt werden: Diese Autoren beobachteten in Wunden beim Menschen nach 10 min kein Fibrin, nach 30 min regelmäßig Fibrin. Man ist sich heute jedoch sicher, daß der Nachweis von Fibrin allein kein vitales Zeichen darstellt. Es wurde nachgewiesen, daß Leichenblut innerhalb der ersten 4–12 h noch gerinnen kann (Berg 1975), wobei die Gerinnungsfähigkeit v. a. innerhalb der ersten 6 h als wesentlich angesehen wird (Walcher 1936; Robertson u. Mansfield 1957; Mueller 1964; Harms 1971).

Aus neuerer Zeit liegt eine systematische Untersuchung zur Frage der Wertigkeit des Nachweises von Fibrin vor. Laiho (1967) verwendete immunhistochemische Methoden und fand in 57 % der untersuchten Fälle – nach vitalen Verletzungen – Fibrin, in 43 % kein Fibrin. Bei postmortalen Unterblutungen fand er in 10 % der Fälle Fibrin. Er beobachtete Fibrinausfällungen in 75 % der Fälle, wenn die Blutung innerhalb der ersten 2,5 h nach Todeseintritt verursacht wurde.

Die Frage der Bedeutung von ausgefallenem Fibrin wurde in den letzten 15 Jahren wiederholt mittels Rasterelektronenmikroskop bearbeitet. Die Autoren konnten diskrete Unterschiede zwischen intravitaler und postmortaler Ausfällung beobachten (Schneider 1974; Böhm u. Hochkirchen 1983; Lasarov 1987), offenbar basierend auf der postmortal auftretenden etwas gröberen Struktur. Die Autoren weisen jedoch auch darauf hin, daß eine sichere Differenzierung vitaler von postmortaler Fibrinausfällung außerordentlich schwierig sei.

Zur Funktion von Fibrin in der Wundheilung sind 2 wesentliche Gesichtspunkte bekannt geworden:

Lösliches Fibrin und ausgefälltes Fibrin ist in der Lage, die Bildung von Thrombozytenaggregaten zu induzieren (Duance u. Bailey 1981). Lösliches Fibrin induziert ferner die Freisetzung von fibrinolytischen Enzymen in Makrophagen (Sherman et al. 1981). Wieweit diese Phänomene auch eine Bedeutung für die Wundaltersschätzung haben, ist bisher nicht untersucht worden.

2.1.3 Destruktion von Fettgewebe

Erstmals wurde zur Frage der Läsion von Fettgewebe durch Cameron u. Seneviratne (1947) Stellung genommen. Diese Autoren konnten Zeichen einer Läsion im Fettgewebe erstmals nach 24 h sehen, allerdings in Form von reaktiven Veränderungen im Sinne einer Leukozyten- und Makrophagenemigration sowie einer Fibroblasten- und Kapillarproliferation.

Aus neuerer Zeit liegt eine systematische Untersuchung von Hirvonen (1968) vor, der im Tierversuch Freisetzung von freien Triglyzeriden, die er histochemisch nachwies, sofort nach der Traumatisierung beobachtete. In gleicher Weise konnte er polarisationsoptisch sofort nach dem Trauma doppelbrechende Lipidkristalle beobachten.

Identische Veränderungen konnten jedoch postmortal erzeugt werden, so daß die von ihm aufgeführten Phänomene bei Beantwortung der Frage der Vitalität nicht heranzuziehen sind. Auch die von Blum (1937) beschriebene Emulgation der traumatisierten Fettzellen, die der Autor bei vitaler Strangulation beobachtete, kann entsprechend den detaillierten Untersuchungen Hobalek (1951) heute nicht als vitales Zeichen gelten. Ausschließlich die von Hirvonen (1968) beobachtete, ausgesprochen frühe (bereits bei 30 min Überlebenszeit auftretende) leukozytäre Emigration kann somit als Zeichen der Vitalität gelten, wie sie bereits von Cameron u. Seneviratne (1947) – allerdings nach erheblich längeren Zeitintervallen – beschrieben worden ist.

(Weitere, zusätzliche Angaben zu reaktiven Veränderungen im Fettgewebe vgl. S. 35 f. u. S. 69).

2.1.4 Destruktion von quergestreifter Muskulatur

In direkter Folge einer Schnittverletzung der Muskulatur können sofort eine Reihe von Phänomenen auftreten (Abb. 3 a, b):

– Verlust der Querstreifung,
– Distraktionsbänder,
– Kontraktionsbänder,
– kolbenförmige Auftreibungen,
– diskoider Faserzerfall,
– vakuoläre Degeneration.

Zur Frage der Vitalität der genannten Veränderungen liegen umfangreiche Untersuchungen von Ojala (1968) und Sigrist (1987) vor. Von beiden wurden auch alle Arbeiten aufgeführt, in denen schon vorher zu identischen Fragen Stellung genommen worden war.

Sigrist (1987) untersuchte die Morphologie von vital und postmortal gesetzten Verletzungen von quergestreifter Muskulatur des Menschen. Als Zeichen der Vitalität sah er tief exkavierte Begrenzung von Bruchstücken sowie den Verlust von Querstreifung mit Ersatz durch pathologische Längsstreifung. Identische Phänomene wurden in eigenen tierexperimentellen Untersuchungen an der Ratte beobachtet. Sie konnten jedoch in gleicher Weise postmortal erzeugt werden

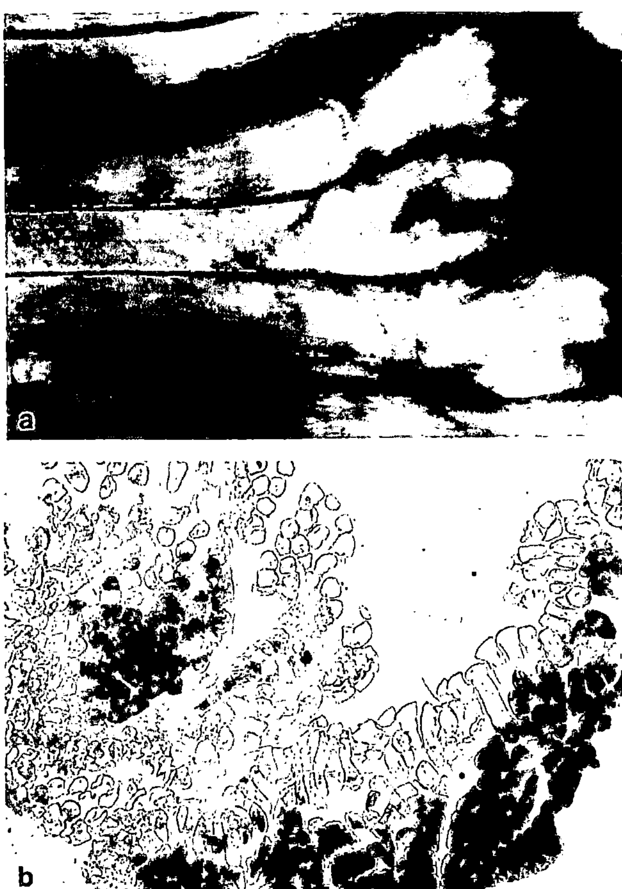

Abb. 3a, b. Muskelfaserveränderung nach Schnittverletzung an der Ratte. a Nachweis von kolbenförmiger Auftreibung und Längsstreifung von Muskelfasern auf Höhe der Schnittverletzung (PHA; Vergr. 500:1); b Verlust der Phosphorylaseaktivität innerhalb von 10 min nach Schnittverletzung (Phosphorylasenachweis; Vergr. 200:1)

(Oehmichen, unveröffentlicht), so daß weiterhin die Frage offen ist, ob diesen Phänomenen eine diagnostische Bedeutung zuzumessen ist.

Ojala (1968) untersuchte ferner den Aktivitätsverlust unterschiedlicher Enzyme. Er konnte feststellen, daß nach 1–2 h Muskelfasern im Verletzungsbereich ihre Dehydrogenase-Aktivität verlieren. Besondere Aufmerksamkeit widmete er der Phosphorylase, einem beim Glykogenabbau wirksamen Enzym, deren Aktivität bei vitaler Wunde nach 2–30 min schwindet (vgl. Smith 1965; Hirvonen 1968). Diese Beobachtungen konnten in eigenen, unveröffentlichten Untersuchungen an Ratten bestätigt werden. Auch bei der Diagnostik des Herzinfarktes gilt als sehr frühes Zeichen der Verlust der Phosphorylaseaktivität (Jääskeläinen 1966). Ojala beobachtete jedoch bei postmortaler Verletzung in ähnlicher Weise einen Phosphorylaseverlust, so daß für ihn der Nachweis eines Aktivitätsverlustes keine diagnostische Bedeutung hatte. Bei Ratten erwies sich die Art und das

Ausmaß des vital bedingten Aktivitätsverlustes als deutlich unterschiedlich vom postmortal bedingten Verlust (unveröffentlicht). Da jedoch auch während des postmortalen Intervalles von nur wenigen Stunden bereits ein genereller Aktivitätsverlust eintritt, dürfte diesem Phänomen in der Praxis keinerlei diagnostische Bedeutung zuzumessen sein.

Ob und wieweit das Komplementfragment C5b-9, das angereichert an der Herzmuskulatur wenige Minuten nach Ischämie nachweisbar wird (Schäfer et al. 1986), auch an der übrigen Muskulatur nach Nekrose zu beobachten ist, ist bisher ungeklärt.

2.1.5 Destruktion von kollagenem Bindegewebe

Im aus kollagenem Bindegewebe bestehenden Corium der menschlichen Haut können nach Verletzungen erste strukturelle Veränderungen im Sinne einer Eosinophilie mittels Lichtmikroskopie und HE-Färbung bei Überlebenszeiten von > 2 h beobachtet werden (Ojala et al. 1969). Die gleichen Autoren fanden reaktive Veränderungen im Sinne einer Granulozyten-Emigration regelmäßig 60 min nach einer mechanischen Verletzung des Coriums, – vereinzelt allerdings bereits nach 15 bis 30 min. Daneben aber kommt es am Rande des verletzten Coriums zu einer Anreicherung von Mediatoren, wobei es sich u. a. um die biogenen Amine Serotonin (vgl. S. 20) und Histamin (vgl. S. 49 f.) handelt, die jeweils von bestimmten reaktiven Zellen freigesetzt und daher im Zusammenhang mit den Zellreaktionen beschrieben werden. In den letzten Jahren wurde beobachtet, daß es bereits während des frühen posttraumatischen Intervalles auch zu einer Anreicherung von Kathepsinen und Proteinaseinhibitoren kommt, deren Zusammenhang mit bestimmten Zellpopulationen bisher nicht gesichert ist und die daher an dieser Stelle angesprochen werden sollen.

Unter den hydrolytischen Enzymen wurden u. a. die Kathepsine in ihrer Beziehung zur Wundheilung untersucht. Bei den *Kathepsinen* handelt es sich um eine Reihe von lysosomalen Enzymen, die bei intrazellulärer Hydrolyse sowie bei Proteinabbau – v. a. in Makrophagen – eine Rolle spielen. Die extrazelluläre Aufgabe der freigesetzten sauren Hydrolasen ist bisher nicht geklärt. Ihre Aktivität in der extrazellulären Umgebung ist vergleichsweise gering, wenn der pH neutral ist; wird der pH sauer, können diese Enzyme extrazellulär Makromoleküle zerstören (Werb et al. 1986).

Durch eine traumatische Einwirkung mit Nekrose und tiefgreifender metabolischer Veränderung und Säuerung kommt es zur Zunahme lysosomaler Enzyme. Kathepsin A, B und D sind Enzyme, die eine wesentliche Rolle im Rahmen der intrazellulären Hydrolyse und beim Proteinzusammenbruch – insbesondere in Makrophagen (Etherington 1980) – spielen (Barrett 1972 a–c). Kathepsin B konnte auch in Fibroblasten nachgewiesen werden (van Noorden et al. 1987), so daß auch ein intrazellulärer Abbau in dieser Zellpopulation zu erörtern ist. Offenbar erfolgt ferner eine Freisetzung der Enzyme, v. a. aus Makrophagen (Weiß 1976).

Neuere Untersuchungen mittels biochemischen Nachweises von Kathepsin A, B und D (Hernandez-Cueto et al. 1987) sowie mit Kathepsin D (Lorente et al.

1987) konnten das Enzym innerhalb von 10–20 min nach Traumatisierung in Wundnähe nachweisen, wobei Kathepsin D die höchste Konzentration aufwies. Insofern handelt es sich bei dem biochemischen Nachweis von Kathepsin D um die Möglichkeit, die Vitalität einer Wunde zu beweisen, zumal eine Anreicherung von Kathepsin D bei postmortaler Traumatisierung nicht vorliegt.

Über die Schnelligkeit des Auftretens anderer Proteinasen bzw. Kollagenasen ist bisher wenig bekannt. Raekallio u. Mäkinen (1967) untersuchten die Arylaminopeptidase, ein kollagendegradierendes Enzym, das 2 h nach Wundsetzung in erhöhter Aktivität im Tier am Wundrand nachweisbar ist. Dieses Enzym stammt offenbar aus lokalen Zellen, nicht aus dem Serum bzw. den Leukozyten (Raekallio u. Mäkinen 1969) und Erythrozyten (Raekallio u. Mäkinen 1971).

Kollagenasen sind primär in der oberen Dermis der menschlichen Haut lokalisiert (Reddick et al. 1974). Sie werden offenbar von regeneriendem epidermalen und mesenchymalen Gewebe freigesetzt (Grillo u. Gross 1967; Donoff 1970; Donoff et al. 1971), insbesondere von Hautfibroblasten (Reddick et al. 1974), Makrophagen, Endothelzellen, Knochenzellen und Chondrozyten (Woolley 1984). Entsprechend den Angaben von Grillo (1971) sind in der frühen Phase der Wundheilung v. a. die Kapillaren beteiligt, freigesetztes Histamin, Serotonin, andere vasoaktive Amine sowie freigesetzte Proteinasen. Grillo u. Gross (1967) konnten in Zellkulturen beobachten, daß große Mengen an Kollagenasen vom Rand der migrierenden und sich teilenden Epithelzellen ebenso wie vom Rand des Granulationsgewebes freigesetzt werden.

Die Proteinasen und Kollagenasen werden de novo synthetisiert und weit schneller freigesetzt als in den Zellorganellen aufbewahrt. Eine Ausnahme von dieser Regel stellt die Kollagenase dar, die von den neutrophilen Granulozyten gebildet wird und die in den azurophilen (lysosomalen) Granula enthalten bleiben (Woolley 1984).

Auf weitere, offenbar überwiegend zellgebundene (auch hydrolytische) Enzyme soll weiter unten eingegangen werden (vgl. S. 54).

Die Anreicherung von den proteinasenähnlichen Enzymen wie den Kathepsinen ist nur über eine Freisetzung von ortsständigen Zellen verständlich, wobei am ehesten an eine Freisetzung aus ortsständigen Mastzellen gedacht werden muß. Mastzellen degranulieren bereits innerhalb weniger Minuten (vgl. Abschn. 2.3.2.2) und setzen dabei u. a. Histamin frei. Da die Granula der Mastzellen jedoch in hoher Konzentration auch Proteinasen und Proteinaseinhibitoren enthalten, ist eine Freisetzung der Kathepsine aus diesen ortsständigen Zellen ebenso verständlich, wie eine Freisetzung von Proteinaseinhibitoren theoretisch möglich wäre.

Mit Hilfe von polyklonalen Antikörpern lassen sich zahlreiche *Proteinaseinhibitoren* am Paraffinschnitt menschlichen Gewebes durch Anwendung der Immunperoxidasemethode nachweisen (Abb. 4a, b). In Form von ersten Ergebnissen konnte festgestellt werden, daß es parallel zur Wundoberfläche zu einer saumartigen Anreicherung von unterschiedlichen Inhibitoren im kollagenen Bindegewebe des Coriums kommt (Oehmichen 1989; Oehmichen et al. 1989). Dieses Phänomen konnte besonders unter Anwendung von Antikörpern gegen α_2-Makroglobulin (α_2-M), α_1-Antichymotrypsin (α_1-ACT) und α_1-Antitrypsin (α_1-AT) beobachtet werden. Die Anreicherung trat in offenen Hautverletzungen bei Überlebenszeiten von 10–30 min auf, war bei postmortaler Verletzung nicht

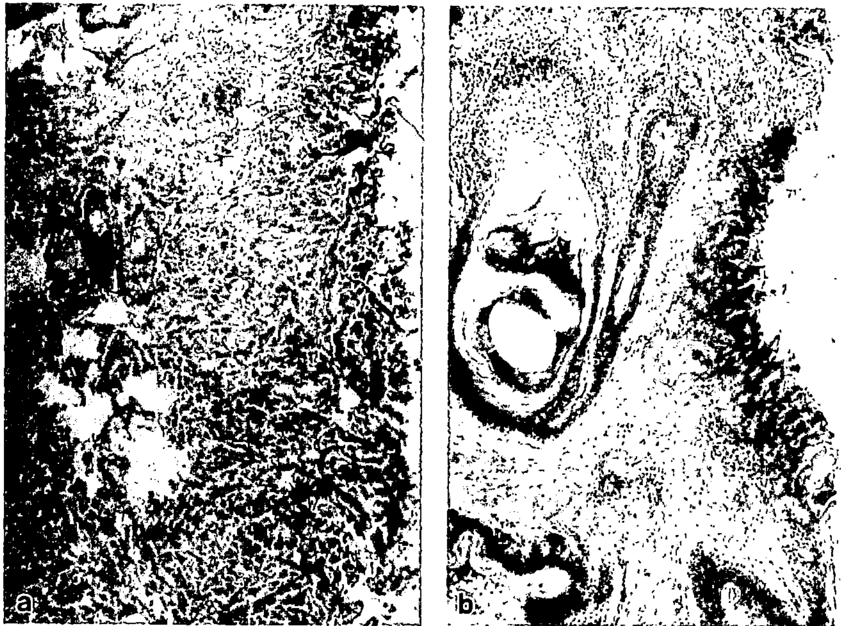

Abb. 4a, b. Anreicherung von Proteinasehemmern am Wundrand, saumartig, parallel zur Verletzungsoberfläche im Corium durch Darstellung von α_1-Antichymotrypsin mittels PAP-Immunhistochemie: **a** Das Corium durchtrennende Schnittverletzung (hier: senkrecht verlaufend) mit dunklem Farbniederschlag in den Wundoberfläche-nahen Kollagenfasern (Hämalaun; Vergr. 100:1); **b** oberflächliche Abrasion der Epidermis mit dunkel sich darstellender Anreicherung des Proteinaseinhibitors (Hämalaun; Vergr. 500:1)

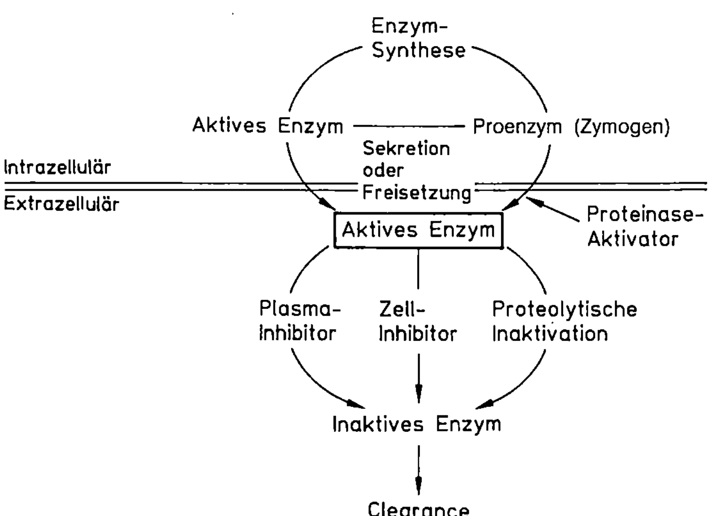

Abb. 5. Synthese und Wirkung von Proteinasen und Zusammenwirken mit Proteinaseinhibitoren in der Haut (vgl. Fräki et al. 1983)

nachweisbar und ließ sich durch Applikation gereinigter Inhibitoren hemmen. Das Antigen selbst erwies sich als außerordentlich stabil und ließ sich im Gewebe auch noch nach postmortalen Intervallen von mehreren Tagen nachweisen.

Welche Funktionen die Inhibitoren im Rahmen der entzündlichen Zellantwort zusätzlich haben, ist im Detail ungeklärt. Offenbar sind sie in der Lage, Proteinasen zu hemmen (Werb et al. 1980; vgl. auch Abb. 5). Die Inhibitoren bilden einen stöchiometrischen enzymatisch-inaktiven Komplex mit Proteinasen im Verhältnis 1:1 (Beatty et al. 1980; Murano 1986).

Im einzelnen ist ferner bekannt, daß α_1-ACT hemmend auf Plasmachymotrypsin, Mastzellchymotrypsin und Kathepsin G einwirkt, während α_1-AT auf Trypsin, Chymotrypsin, Elastase, Kollagenase, Kathepsin G und Subtilopeptidase (Murano 1986) hemmend wirkt. Berninger (1986a, b; s. auch Lagunoff u. Benditt 1963) nimmt an, daß besonders α_2-M, α_1-ACT und α_1-AT Modulatoren der chymotrypsin- und trypsinähnlichen Proteinasen sind, die während der entzündlichen Zellreaktion in Aktion treten, womit sich auch erklärt, daß diese Proteine so schnell am Ort der Einwirkung nachweisbar werden.

Bei allen angesprochenen Proteinasehemmern handelt es sich ferner um sog. „fast reacting acute phase reactants" (Berninger 1986a, b; Heimburger 1975), womit u. a. eine Fähigkeit verbunden sein mag, die möglicherweise auch Ursache der frühen Nachweisbarkeit ist. Während den Proteinasen ein positiver Einfluß auf die Proliferation und Zelldifferenzierung zugesprochen wird, muß davon ausgegangen werden, daß die Inhibitoren einen entsprechend negativen Einfluß ausüben (Scher 1987).

2.1.6 Zusammenfassung

Theoretisch wäre als erstes Zeichen der Gewebsdestruktion der morphologische Nachweis der Nekrose zu erwarten. Da jedoch bei fehlender oder nur kurzfristig andauernder Reperfusin während des frühen posttraumatischen Intervalles eine Unterscheidung von vital abgestorbenem Gewebe (Nekrose) und postmortal durch systemische, irreversible Unterbrechung der O_2- und Substratzufuhr geschädigtem Gewebe nicht – oder nur erheblich eingeschränkt – möglich ist, entzieht sich die Nekrose der morphologischen Nachweisbarkeit mittels Routinemethoden. Wenn auch im Schrifttum auf einige, jeweils jedoch diskrete strukturelle Merkmale einer vitalen Veränderung verwiesen wird, so handelt es sich überwiegend um quantitative Veränderungen, die im Einzelfall keine sichere Entscheidung erlauben. Aber auch in den Fällen, in denen ein Autor vermeint, sicher vitale Merkmale qualitativer Art beschrieben zu haben, wird ihre Wertigkeit im Schrifttum kritisch diskutiert.

Unter diesen Umständen bleibt z. Z. nur der Nachweis von freigesetzten Mediatoren als Indikator der Vitalität, wozu die hydrolytischen Enzyme, insbesondere Kathepsin D, sowie die Protinaseinhibitoren, insbesondere α_2-M, α_1-ACT und α_1-AT gehören. (Auf die biogenen Amine Serotonin und Histamin wird unten eingegangen.) Während die Enzymaktivität bisher nur über vergleichsweise aufwendige biochemische Methoden nachweisbar ist, erweist sich die immunhistochemische Methode zur Darstellung von Proteinaseinhibitoren als einfach. Die bisher nur in Form vorläufiger Ergebnisse publizierten Daten lassen annehmen, daß es sich hierbei um eine Methode handelt, die einfach anwendbar die Vitalität einer offenen Hautwunde im frühen posttraumatischen Intervall zu bestimmen erlaubt.

2.2 Phase der Reaktion hämatogener Zellen

Der Destruktion folgt eine Invasion reaktiver, hämatogener Zellen sowie eine erhöhte Konzentration von Mediatoren und humoralen Faktoren, die überwiegend aus einwandernden Zellen und dem Blutplasma stammen. Die einwandernden Zellen haben ebenso wie die Mediatoren die Aufgabe, untergegangenes Gewebe zu lysieren und für den Abtransport vorzubereiten. Gleichzeitig erfolgt die Inkorporation der abgebauten Substanzen und der Abtransport durch die gleichen Zellen im Sinne einer Abräumaktion.

Im einzelnen ist davon auszugehen (vgl. Cannistra u. Griffin 1988), daß als chemotaktische Substanzen besonders Peptide, Interleukin 1, Komplementkomponenten (C 5a), Leukotriene (z. B. LTB_4), bakterielle Peptide (Formyl-Methionyl-Leukyl-Phenylalanin = FMLP) und nekrotisches Gewebe (Bessis 1974) im Rahmen der Anziehung und als Motor der extravasalen Migration von neutrophilen Granulozyten und Monozyten wirksam werden. Voraussetzung sind spezifische Rezeptoren, die an der Zelloberfläche für unterschiedliche chemotaktische Substanzen bereits nachgewiesen sind. Allerdings muß der erste Schritt ein Kontakt der Granulozyten und Monozyten mit dem Endothel der Gefäße sein, bevor es zur Migration aus dem vaskulären in das extravaskuläre Kompartiment kommt. Dieser

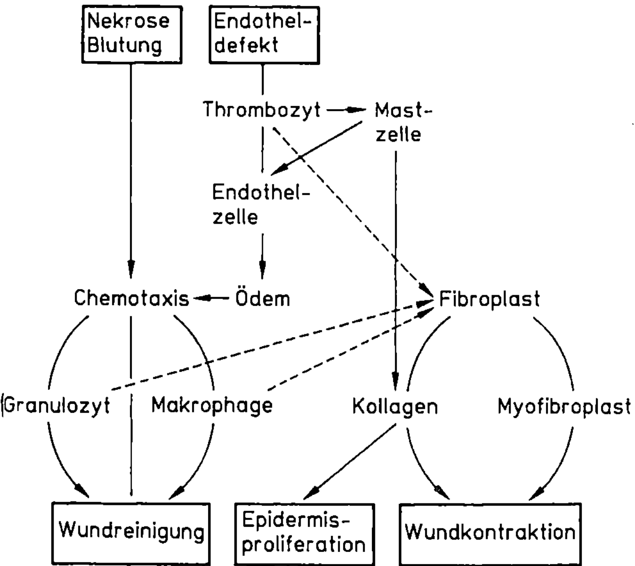

Abb. 6. Kaskadenähnliches Zusammenwirken unterschiedlicher morphologischer und biochemischer Phänomene während der Wundheilung, wobei jeweils ein Phänomen durch ein anderes stimuliert wird

Vorgang wird offenbar durch Expression von spezifischen, an der Membranoberfläche haftenden Molekülen vermittelt (Rothlein et al. 1986).

Will man die Reaktion der einzelnen zellulären Elemente in ihrer Aufeinanderfolge entsprechend Induktion und Hemmung grob beschreiben, so ergibt sich eine Zellkaskade (Abb. 6), die mit Nekrose und Blutung bzw. traumatischer Gefäßläsion und Thrombozytenaggregation beginnt und die mit der Kollagenbildung und Wundkontraktion endet. Speziell in der Phase der Reaktion hämatogener Zellen, die überwiegend im Sinne einer Phase der Abräumfunktion zu interpretieren ist, wird die gesetzmäßige hierarchische Aufeinanderfolge deutlich, da jeweils ein Phänomen die Voraussetzung für das nächste, folgende Phänomen darstellt. Dies gilt prinzipiell auch für die Induktion der Phänomene, die unter der Überschrift „Phase der Reaktion lokaler Zellen" zusammengestellt wurden. Unter dem Gesichtspunkt der Kausalität sind daher die beiden „reaktiven" Phasen der hämatogenen und lokalen Zellen nicht voneinander zu trennen.

2.2.1 Thrombozyten

2.2.1.1 Nachweisbarkeit

Bekanntermaßen ist der Thrombozytennachweis mittels Lichtmikroskop außerordentlich schwierig (Bolam u. Smith 1977). Daher erklärt sich auch, daß den Thrombozyten bisher im Rahmen der Phänomenologie der Wundheilung nur eine untergeordnete Bedeutung zugemessen wurde, während ihre Funktion bei der Blutgerinnung ausführlichst untersucht ist. In diesem Sinne ist auch der Hinweis von Walcher (1936) zu interpretieren, der bei Schnittverletzungen zwar kaum Blutungen, aber gelegentlich in durchgeschnittenen Gefäßen Plättchenthromben mit Fibrinbelägen fand.

Eine weitere Frage ist, ob Thrombozyten auch postmortal nachweisbar sind, insbesondere, wenn sie nicht im Zusammenhang mit einem Thrombus auftreten. Hierfür sprechen die Untersuchungen von Harms (1971) sowie Penttilä u. Laiho (1981). Auch eigene Untersuchungen, in denen Thrombozyten aus Leichenblut isoliert wurden und ihre Aggregationsfähigkeit als Hinweis auf eine zelluläre, auch postmortal noch über mehr als 48 h bestehende Vitalität untersucht wurde, konnten diese Beobachtungen bestätigen (Oehmichen, unveröffentlicht).

2.2.1.2 Funktion während der Wundheilung (vgl. Abb. 7)

Es ist bekannt, daß die Thrombozyten eine besondere Affinität zum geschädigten Endothel aufweisen und sie sich daher im geschädigten Areal aggregieren und dort Mediatoren freisetzen (Laurent u. Bienvenu 1982). Aber auch innerhalb von Exsudaten finden sich, v.a. in der Frühphase (weniger als 30 min nach Traumatisierung), massenhaft Thrombozyten, die offenbar eingewandert sind (Bolam u. Smith 1977). Dieser Befund wurde von einer Reihe von Autoren bestätigt, die Thrombozyten meist bereits vor dem sichtbarwerden einer Gewebszerstörung bei akuter Entzündung beobachten konnten (Vincent et al. 1978; Movat et al. 1980). Diese überwiegend im Tierexperiment gewonnenen Ergebnisse wurden im

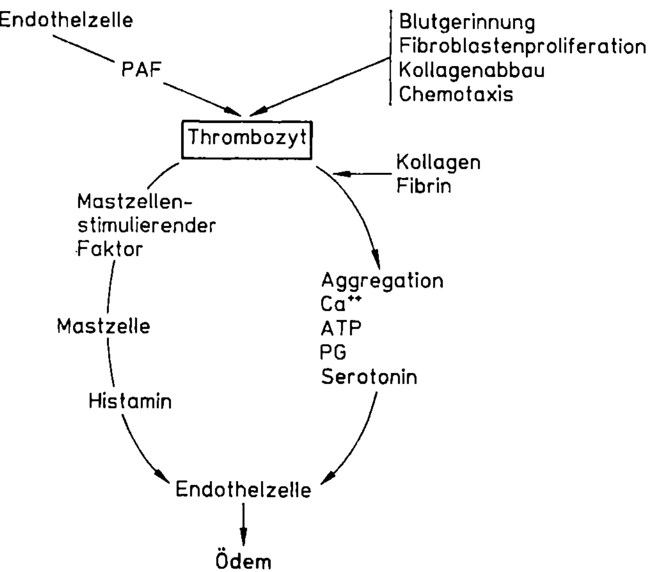

Abb. 7. Thrombozytenstimulierende Faktoren sowie die Funktion von Thrombozyten im Rahmen der Wundheilung. *PAF* Thrombozytenaktivierungsfaktor („platelet-activating factor"), *PG* Prostaglandin

wesentlichen von Wester et al. (1979) in Experimenten an menschlicher Haut bestätigt: Bereits 10 min nach Wundsetzung konnte ein Gerinnsel beobachtet werden, das aus degranulierten Thrombozyten bestand, zusammen mit Fibringerinnseln.

Thrombozyten aggregieren, wie bereits erwähnt, bei Gefäßwandläsionen (Shoshan 1981) sowie durch Interaktion mit Kollagen (Duance u. Bailey 1981). Da den Thrombozyten eine aktive Migrationsfähigkeit zugesprochen werden kann (Bolam u. Smith 1977), ist unschwer zu verstehen, daß Thrombozyten innerhalb des extravasalen Gewebes konzentriert auftreten.

Aufgrund zahlreicher intrazytoplasmatischer Mediatoren, die in den Organellen von Thrombozyten enthalten sind, kann den Thrombozyten eine leukozytenähnliche Funktion zugemessen werden (Nachman u. Weksler 1980). Sie enthalten Lysosomen (Marcus et al. 1966), sie können degranulieren (Hovig 1968), an Gefäßwänden in der Nähe von Entzündungsherden konzentriert auftreten (Cotran 1965) und mit Bakterien interagieren (Zucker 1974).

Eine Aktivierung der Thrombozyten soll u.a. durch Endothelzellen erfolgen, die einen „platelet-activating factor" (PAF) freisetzen (Whatley et al. 1987).

Die Thrombozyten sollen im übrigen folgende Mediatoren freisetzen können (Nachman u. Weksler 1980):

1) Protein, das die Mastzellen induziert, Histamin freizusetzen („mastocytolytic activity");
2) ein kationisches Protein, das eine Zunahme der Gefäßpermeabilität induziert („human platelet permeability factor");

3) chemotaktische Faktoren;
4) Thrombozytenwachstumsfaktor („platelet growth factor");
5) bindegewebeaktivierende Peptide [„connective tissue activating peptide"
   (= CTAP), ein Mitogen für Fibroblasten; vgl. Castor 1981];
6) Prostaglandin (Hamberg et al. 1974);
7) Faktoren, die zu einer Komplementinteraktion führen;
8) Thromboxane, wodurch Thrombozyten aggregieren (Hamberg et al. 1975);
9) Kollagenase und Elastase (Benveniste u. Vargaftig 1982) sowie Proteinasen
   (Issekutz et al. 1983);
10) 5-Hydroxytryptamin (Serotonin) (Berg et al. 1968).

Bei dem kationischen Protein von Nachman u. Weksler (1980) handelt es sich offenbar nicht um das 5-Hydroxytryptamin (Serotonin) (Packham et al. 1977).

Nachman et al. (1972) konnten beobachten, daß die Wirkung der Thrombozyten auf die Mastzellen (Induktion der Freisetzung von Histamin) innerhalb von 15 min erfolgt; es kommt zu einer Permeabilitätssteigerung, die durch ein Antihistaminikum blockiert werden kann. In einer späteren Phase (3 h nach Wundsetzung) entwickelt sich eine zweite Steigerung der Permeabilität, die jedoch mit einem Antihistaminikum nicht blockiert werden kann und die in Zusammenhang mit der Leukozyteninfiltration zu verstehen ist.

Der mitogene Faktor (CTAP) hat offenbar nicht nur Einfluß auf Fibroblasten, sondern in gleicher Weise auf die glatte Muskulatur (Ross et al. 1974; Ginsberg 1981). Der Wachstumsfaktor stimuliert in der Zellkultur die DNS-Synthese genannter Zellpopulationen (Antoniades u. Hunhapiller 1983). Dieser Faktor kann offenbar während eines relativ frühen Stadiums der Wundheilung in großen Mengen freigesetzt werden und fungiert als Initiator der Zellproliferation, wie es Ross et al. (1979) vermuten.

2.2.1.3 Thrombozyten und Wundaltersschätzung

In eigenen Untersuchungen konnten Thrombozyten mit immunhistochemischen Methoden nachgewiesen werden – am Paraffinschnitt mittels polyklonalem Antikörper, am Kryostatschnitt mittels monoklonalem Antikörper. Es ist erkennbar, daß bereits innerhalb der ersten 10 min Thrombozytenaggregate in großer Anzahl im extravasalen Blut auftreten, teils aggregiert an der Oberfläche von Kollagenfasern, teils an der Oberfläche von Fibrin. Kommt es postmortal zur Blutung, können Thrombozytenaggregate auch innerhalb der Blutung nachweisbar werden, z. T. an Kollagenfasern und Endothelien haftend. Wenn auch ihre Anzahl vergleichsweise gering ist, läßt sich allein aufgrund dieses morphologischen Phänomens eine Fehldiagnose nicht ausschließen. Nichtdestotrotz gilt der Thrombozytennachweis als erstes Zeichen einer zytologischen Reaktion im Sinne einer vitalen Reaktion, der jedoch allenfalls im Einzelfall eine diagnostische Bedeutung zugesprochen werden kann. Diese Beobachtung wird durch Befunde von Wester et al. (1979) bestätigt, die submikroskopisch degranulierte Thrombozytenaggregate in der Hautwunde des Menschen bereits nach 10 min Überlebenszeit beschreiben.

Korrespondierend mit diesem morphologischen Befund ist ein biochemischer Befund zu verstehen: Berg et al. (1968) sowie Raekallio u. Mäkinen (1969, 1970) und Berg u. Bonte (1971) konnten eine erhöhte Serotoninkonzentration im Gewebe am Wundrand innerhalb der ersten 10 min nach Wundsetzung im Tierexperiment nachweisen. Besonders Berg et al. (1968) wiesen darauf hin, daß die Serotoninkonzentration sich nach einem anfänglichen Gipfel zwischen 15 und 30 min nach Wundsetzung wieder reduziert, um dann etwa nach 11 h wieder anzusteigen, einem Zeitpunkt, innerhalb dessen die Makrophagen mit der. Auswanderung beginnen. Dieses zunächst im Tierexperiment beobachtete Phänomen fand bei Untersuchungen von Wunden des Menschen Bestätigung.

Eine Zunahme der Serotoninkonzentration am Wundrand konnte bei postmortaler Verletzung nicht beobachtet werden. Daher gilt der biochemische Nachweis einer erhöhten Konzentration von 5-Hydroxytryptamin als ein Zeichen der Vitalität. Allerdings ist die Methode vergleichsweise aufwendig und fordert relativ große Gewebsproben, so daß sie nur selten Anwendung findet.

2.2.2 Neutrophile Granulozyten

2.2.2.1 Nachweisbarkeit

Die Granulozyten sind – im Gegensatz zu den Thrombozyten – im histologischen Schnitt in der Regel ohne zusätzliche Färbung nachweisbar und aufgrund ihrer typischen Kernstruktur und der Granula im Zytoplasma zu identifizieren. Der Nachweis kann optimiert werden durch Anwendung bestimmter Marker, wobei sich in der eigenen Praxis die Darstellung der Naphthol-AS-D-Chlorazetat-Esterase am Paraffinschnitt (Leder 1964) bewährt hat. Dieses Enzym ist praktisch ausschließlich in Granulozyten und Mastzellen enthalten, wobei eine Diskriminierung dieser 2 Zelltypen durch Darstellung der Kernstruktur mittels Hämalaun unschwer möglich ist.

Die Granulozyten sind auch noch für Tage postmortal nachweisbar, wenn sie auch im Vergleich mit den mononukleären Blutzellen schneller zerfallen und sich damit eher der Nachweisbarkeit entziehen (Oehmichen u. Kömpf 1983; Oehmichen u. Pedal 1983). Auch im schon weitgehend zersetzten Gewebe bewährt sich die Markierung durch Enzymdarstellung (s. oben), da deren Aktivität offenbar in den Granula z.T. länger erhalten bleibt als die morphologische Struktur von Kern und Zytoplasma. So läßt sich auch an faulem und deutlich autolytisch verändertem Gewebe, das eine Kernanfärbbarkeit nicht mehr zuläßt, oftmals selektiv dieses Enzym nachweisen, das eine Lokalisation von Granulozyten und/oder Mastzellen ermöglichen kann.

2.2.2.2 Chemotaxis

Im Wundbereich werden Granulozyten durch zahlreiche, unterschiedliche Faktoren angezogen, so daß sie – zunächst intravasal – an der Endothelschicht haften, die intakte Endothelbarriere durchwandern, um schließlich in das geschädigte

Areal zu gelangen. Neben unspezifischen Faktoren wie pH-Änderung und Nekrose werden die bereits oben erwähnten Faktoren (S. 16) chemotaktisch wirksam, v.a. Komplementfaktoren (C3a und C5a) (Van der Valk u. Herman 1987; Laurent u. Bienvenu 1982) und Interleukin 1 (Cybulsky et al. 1986), dessen Wirkung bereits 15 min nach subkutaner Injektion dieser Substanz erkennbar wird (Colditz 1987). Als weitere Faktoren mit chemischer Aktivität werden aufgeführt (Colditz 1987): Thrombozytenaktivierungsfaktor (PAF), Kasein, Leukotriene B_4 (LTB_4) sowie FMLP. Die Wanderungsgeschwindigkeit der Granulozyten extravasal beträgt entsprechend Untersuchungen in der Zellkultur etwa 25 µm/min (Metcalf et al. 1986).

2.2.2.3 Schicksal

Die Leukozyten zerfallen und fragmentieren relativ schnell nach der Extravasation, wobei unterschiedliche Zeitintervalle für dieses Phänomen angegeben werden. Nach Moritz (1954) erfolgt der Zerfall bereits nach 3–5 h und dauert bis zu 20–35 h an. Andere Autoren beschreiben die Fragmentation bereits nach 20 min (Egger et al. 1988) bzw. ab der 9. Stunde (Rebuck u. Crowley 1955) bzw. ab der 24.–72. Stunde (De Vito 1965) nach Wundsetzung. Offenbar degenerieren die Leukozyten zunehmend bei saurem pH (Menkin 1950). Generell wird davon ausgegangen, daß eine Zelle, die ihre Granula verloren hat, zugrunde geht (Van der Valk u. Herman 1967). Die degenerierten Leukozyten bzw. die Leukozytenfragmente werden am Ende phagozytiert (Movat 1985). Als zweifelhaft muß demgegenüber eine Rückwanderung in das Gefäßsystem ("reverse emigration") angesehen werden, ein Phänomen, das für die Monozyten nachgewiesen wurde (Clark et al. 1936; Grant 1965).

2.2.2.4 Funktion während der Wundheilung

Zur Frage der Aufgabe von Granulozyten in der Wundheilung sind v.a. die Experimente von Simpson u. Ross (1972) von Bedeutung, die vergleichende, experimentelle Untersuchungen mit und ohne Leukopenie durchführten: Sie beobachteten keine Veränderung des Zeitablaufes der Wundheilung. Die Anwesenheit der Leukozyten scheint somit nicht notwendig, um die Monozytenemigration in der Wunde zu induzieren. Es besteht jedoch auch kein Zweifel daran, daß eine bakterielle Superinfektion der Wunde deutlich schneller eintritt, wenn eine Leukopenie besteht (Shoshan 1981).

Bei Verwendung eines Antileukozytenserums zur Erzeugung einer Leukopenie wurde von Simpson u. Ross (1972) ferner eine vergleichsweise geringere Flüssigkeitsmenge als Exsudat beobachtet, offenbar Folge einer Hemmung der Permeabilität bei Fehlen der Granulozyten; ferner konnten sie vermehrt Erythrozyten beobachten, offenbar bedingt durch die fehlende Lysierung der Erythrozyten durch die Granulozyten (Lazarus et al. 1968a,b; P.B. Robertson et al. 1972; Simpson u. Ross 1972).

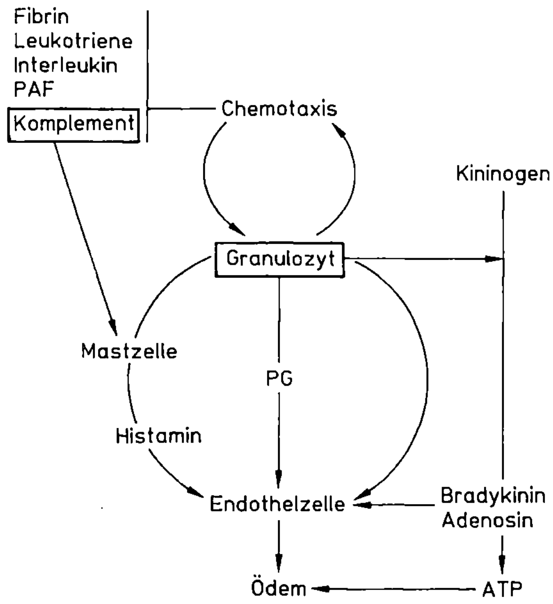

Abb. 8. Granulozyten-stimulierende Faktoren sowie die Ödem-induzierende Funktion von Granulozyten im Rahmen der Wundheilung. *PAF* Thrombozytenaktivierungsfaktor („platelet-activating factor"), *PG* Prostaglandin

Treten Leukozyten aus, führen sie zu einer Auflösung nekrotischen Gewebes durch Freisetzung von Hydrolasen und Lysozyme: Es kommt zu einer Zunahme des O_2-Verbrauchs, wobei Glukose als Elektronenspender agiert (Van der Valk u. Herman 1987; Colditz 1987). Mit den Granulozyten treten offenbar gleichzeitig Thrombozyten aus, wobei sich beide Zelltypen gegenseitig stimulieren: Thrombozyten reagieren allerdings auch, wenn keine Granulozyten vorhanden sind (Issekutz et al. 1983).

Im einzelnen kann davon ausgegangen werden (vgl. Abb. 8), daß die Granulozyten über eine Freisetzung von Prostaglandinen eine Vasodilatation und ein Ödem induzieren; dabei wird den Granulozyten eine direkte Wirkung auf die Endothelzellen (vgl. Nachman et al. 1972) sowie eine indirekte Wirkung über die Mastzelle durch eine vermittelte Freisetzung von Histamin auf die Permeabilität beigemessen. Schließlich führt der Granulozyt zu einer Umsetzung von Kinogen zu Bradykinin und Adenosin, Faktoren, die ihrerseits eine Vasodilatation bewirken.

2.2.2.5 Granulozyten und Wundaltersschätzung

Granulozytenemigration (Abb. 9a, b) wurde von den meisten Autoren als früheste lichtmikroskopisch nachweisbare zelluläre Reaktion beschrieben, wobei jedoch der Zeitpunkt des ersten Auftretens unterschiedlich angenommen wird. Im Tierversuch konnten Zeiten ermittelt werden, die in Tabelle 1 zusammengestellt wurden. Erkennbar werden von Autor zu Autor deutlich unterschiedliche Zeitintervalle. Ähnlich unterschiedlich sind die Angaben zum ersten Nachweis einer Granulozytenemigration beim Menschen (Tabelle 2).

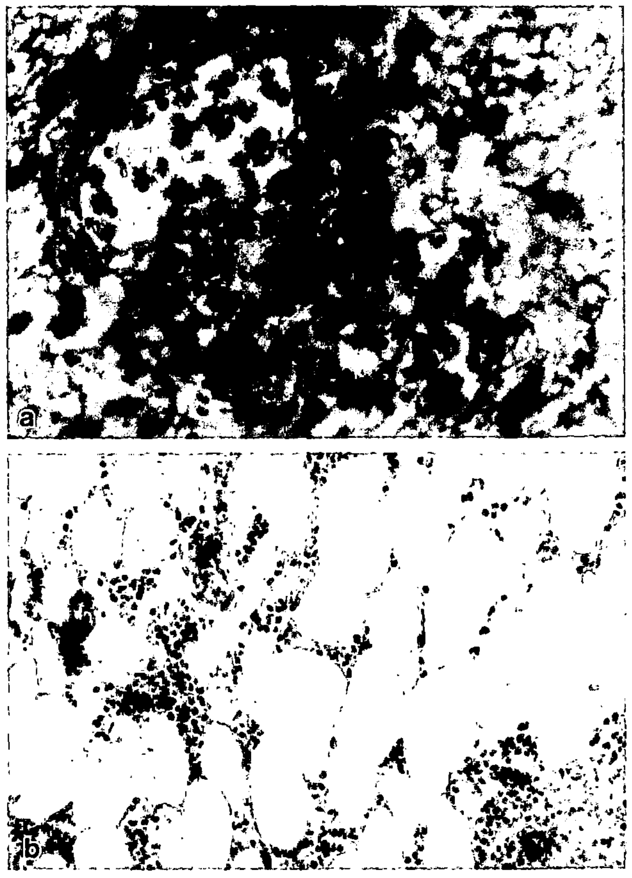

Abb. 9 a, b. Granulozytenemigration im Corium (a) sowie im Unterhautfettgewebe (b) mit zahlreichen extravasalen neutrophilen Granulozyten im geschädigten, blutungsfreien Randgebiet einer Wunde (Naphthol-AS-D-Chlorazetat-Esterase; Vergr.: a 1200:1, b 500:1)

Tabelle 1. Erster Nachweis von polymorphkernigen Leukozyten in Abhängigkeit von der Überlebenszeit nach Verletzung der Haut bei Versuchstieren

Überlebenszeit [min]	Autoren	Labortiere
3–9	Clark et al. 1936	Kaninchen-Ohr (Wundkammer)
	F. Allison et al. 1955	Kaninchen-Ohr (Wundkammer)
10	Colditz 1988	Schaf
15	Hirvonen 1968	Schaf – Subkutis
	Berg 1972	Meerschwein – Subkutis
10–60	Colditz 1987	Schaf – Kutis
20–30	Ojala 1968	Meerschwein – Subkutis
2–4 h	Berg u. Elbel 1969	Ratte – gedeckte Wunde

Tabelle 2. Erster Nachweis von polymorphkernigen Leukozyten in Abhängigkeit von der Überlebenszeit nach Verletzung der Haut des Menschen

Überlebenszeit [min]	Autoren
10	Prokop u. Göhler 1976
10–15	Cottier 1980
15–30	Leder u. Crespin 1964
20–30	Walcher 1930, 1936
30–60	Ojala et al. 1969
120	Wandall 1980
240	Berg 1972 Lindner 1962, 1967 Raekallio 1965, 1970
360	Ross u. Benditt 1961
12–18 h	Smith 1945
<24 h	Allgöwer 1956

Analysiert man die Daten näher, dann ergeben sich folgende Verhältnisse: Im Hautfensterpräparat konnte Rebuck u. Crowley (1955) nach 2–3 h eine Granulozytenreaktion beobachten. Ryan (1967) verwendete eine Fensterbox und sah eine maximale Granulozytenemigration bei weniger als 6 h. Auch die Beobachtungen von E.R. Clark et al. (1936) beruhen auf einer Kammertechnik: Sie sahen allerdings eine Emigration bereits bei 3–9 min in Säugetieren (vgl. Grant 1965).

Am Menschen wurden Hautfensterpräparate nach Rebuck von Leder u. Crespin (1964) untersucht. Diese Autoren konnten eine Emigration von Granulozyten zwischen 15 und 30 min nach Wundsetzung feststellen. Offenbar bestehen jedoch ganz erhebliche individuelle Unterschiede, auf die besonders Senn et al. (1969) hinwiesen. Mit einer Kammertechnik zählten sie die Leukozyten auch nach Hautabrasion beim Menschen; nach 2 h Überlebenszeit war eine erhöhte Leukozytenzahl regelmäßig nachweisbar, wobei 90–100% der Zellen aus Granulozyten bestanden. Bei manchen Personen entwickelte sich jedoch ein „peak", bei anderen ein „up-slope" oder ein „high plateau". Mit einem ähnlichen Modell gelangte unter Verwendung radioaktiv-markierter Leukozyten Wandall (1980) zu identischen Ergebnissen. Colditz (1988) konnten nach Markierung von Leukozyten diese bereits 10 min nach der Verletzung vermehrt in der Läsion beobachten.

Praktisch zu ähnlichen Ergebnissen gelangen auch Ojala et al. (1969) sowie Berg u. Elbel (1969), die Hautverletzungen nach Paraffineinbettung – nicht in der Hautkammer – untersuchten. Diese Autoren stellten u.a. fest, daß bei einer offenen Wunde die Granulozytenreaktion deutlich schneller erfolgt als bei einer gedeckten Wunde im Sinne einer Unterblutung. So waren Granulozyten im subkutanen Fettgewebe bereits zwischen 15 und 30 bzw. 30 und 60 min Überlebenszeit zu beobachten, während in der gedeckten Verletzung eine entsprechende Reaktion frühestens nach 2,5–3 h beobachtet wurde. Berg (1972) weist ferner darauf hin, daß in Tierversuchen jeweils eine schnellere Reaktion auftritt, als sie beim Menschen zu beobachten ist.

Zweifelsfrei ist die Granulozytenemigration auch von zusätzlichen Faktoren abhängig. Insbesondere die Art der Gewalteinwirkung nimmt Einfluß, so daß nach einer Schürfung eine Emigration von Granulozyten im Paraffinschnitt frühestens nach 4–6 h (J. Robertson u. Hodge 1972) auftritt, während nach Verbrennung die Emigration frühestens nach 6–8 h (Raekallio 1973) zu beobachten ist. Die Leukozytenemigration zeigte ferner eine Abhängigkeit vom Lebensalter (Angle et al. 1986).

Schließlich muß darauf hingewiesen werden, daß der Nachweis von Leukozyten auch abhängig von der Nachweismethode ist: Werden spezifische Zellmarker angewendet wie Naphthol-AS-D-Chlorazetat-Esterase, dann lassen sich Leukozyten deutlich früher beobachten (Ojala et al. 1969).

Ferner muß angemerkt werden, daß sowohl die Angaben (Granulozytennachweis innerhalb von 10 min) von Prokop u. Göhler (1976) als auch von Cottier (1980) offenbar nicht auf systematischen Experimenten beruhen, sondern Erfahrungswerte darstellen. Es ist aber auch darauf hinzuweisen, daß die Angabe Algöwers (1956), er habe die Granulozyten frühestens nach 24 h gesehen, insofern einzuschränken ist, als er seine Präparate frühestens 24 h nach Wundsetzung untersuchte, so daß die Granulozytenemigration mit Sicherheit weniger Zeit in Anspruch nahm.

Janssen (1977) spricht erst dann von einer granulozytären Reaktion, wenn er 3– 4 polymorphkernige Leukozyten/Gesichtsfeld an mindestens 2 Stellen im Schnitt außerhalb der Gefäßbahnen und außerhalb der direkten Blutungszone beobachtet. Damit erhält man zwar harte Kriterien für die Entscheidung „Reaktion" oder „keine Reaktion", aber oftmals reicht es, eine geringere Anzahl Leukozyten pro Gesichtsfeld zu erkennen, um erste Indizien einer Emigration zu erhalten. In der Regel stellt der extravasale Nachweis von Granulozyten nahezu immer ein Indiz für eine zelluläre Schrankenstörung dar, so daß theoretisch 1 extravasaler Granulozyt ausreicht, die Diagnose einer beginnenden Leukozytenreaktion zu stellen. Allerdings muß berücksichtigt werden, daß in verschiedenen Organen, insbesondere im Magen-Darm-Trakt (Lamina propria) sowie in den Lungen, auch ohne erkennbare Entzündung oder Läsion immer wieder auch einzelne extravasale Granulozyten angetroffen werden (Benestad u. Laerum 1989). Insbesondere bei Untersuchung der Haut muß immer auch diskutiert werden, ob nicht reaktive Veränderungen vorliegen, die nicht im lokalen und zeitlichen Zusammenhang mit der aktuellen Traumatisierung stehen. So finden sich bei Alkoholikern infolge von Gerinnungsstörungen und häufiger Traumatisierung in nahezu allen Körperabschnitten Unterblutungen unterschiedlichen Alters, wobei manchmal eine Abgrenzung bzw. Zuordnung einer Zellreaktion zu einer bestimmten Verletzung nicht möglich ist.

Auf die Diskussion zu Zeitangaben über die Granulozytenemigration von Maxeiner (1987) sei verwiesen. Zweifelsfrei muß davon ausgegangen werden, daß die Granulozytenemigration nicht nur von der Art der Verletzung, sondern auch von der Art des zerstörten Gewebes abhängig ist, so daß z. B. in der Submukosa der Schleimheit eine schnellere Reaktion zu erwarten ist als in der Kutis. Des weiteren muß der Begriff der Granulozytenreaktion als vieldeutig interpretiert werden: Eine Reaktion liegt dann vor, wenn eine aktive Emigration aus dem Gefäßsystem außerhalb des eigentlichen Blutungsbezirkes vorliegt, und nicht, wenn vermehrt Granulozyten auftreten, die auch intravital und postmortal sedimentieren und so eine Reaktion vortäuschen können.

In eigenen Untersuchungen erfolgte – wie bereits erwähnt – eine Markierung der Granulozyten mit Naphthol-AS-Chlorazetat-Esterase, wodurch am Paraffinschnitt selektiv Granulozyten (und Mastzellen) darstellbar werden. Mit dieser Markierungsmethode konnten wir im subkutanen Fettgewebe sowie in der Muskulatur bei gedeckten und offenen Hautverletzungen mit Nekrose – in Einzelfällen bei Überlebenszeiten von bereits 15 min – neutrophile Granulozyten beobachten, insbesondere wenn Stufen- oder Serienschnitte angelegt werden.

Der Höhepunkt der Granulozytenemigration muß aufgrund der Hautfensteruntersuchungen zwischen 2 und 4 h angenommen werden (Rebuck u. Crowley 1955; Senn et al. 1969; Wandall 1980) – liegt jedoch entsprechend eigenen Erfahrungen im Schnittpräparat eher später, zwischen 6 und 10 h.

Die von Walcher (1936) beschriebene intravasale Randstellung der Leukozyten, die er als beginnende Emigration betrachtete, hat aus heutiger Sicht keine diagnostische Bedeutung (Berg 1972, 1975), da auch sie nicht von einer artefiziellen Sedimentation zu unterscheiden ist. Mithin können im Rahmen der Vitalitätsdiagnostik ausschließlich eindeutig extravasale Granulozyten außerhalb des Blutungsbezirkes als vitales Phänomen interpretiert werden.

Schließlich sei auf eine biochemische Analyse zur Quantifizierung der Granulozytenreaktion verwiesen. Laiho (1988) bestimmte die Konzentration der Peroxidase am Wundrand und stellte eine Abhängigkeit von der Überlebenszeit fest. Dreißig min nach einer Quetsch- und Schürfverletzung fand er ebenso wie nach einer Schnittverletzung eine erhöhte Peroxidase-Konzentration; nach 4 h war sie bereits um das 10- bzw. 50fache, nach 12 h um das 40- bzw. 100fache, nach einem und mehr Tagen um das 70- bis 100fache bzw. um das mehrmalige 100fache angestiegen.

2.2.3 Makrophagen

2.2.3.1 Nachweisbarkeit

Makrophagen werden in Routinefärbungen unschwer aufgrund ihrer Morphologie erkennbar, besonders wenn sie isoliert liegen. Der runde oder bohnenförmige Kern und das meist ausladende, vakuolig imponierende Zytoplasma lassen sich in der Regel leicht von Lymphozyten unterscheiden. Eine sichere Differenzierung ist aufgrund der reinen Morphologie jedoch nicht immer möglich, so daß sich bestimmte Marker als sinnvoll erwiesen haben. Ein gewisses Problem stellt jedoch die Heterogenität dieses Typs dar, so daß nicht alle Funktionsstadien der Makrophagen mit dem gleichen Marker dargestellt werden können.

Zytochemisch läßt sich ein Teil der Makrophagen auch am Paraffinschnitt aufgrund der Peroxydasereaktion selektiv darstellen. Im Nativschnitt hat sich v.a. der Nachweis der unspezifischen Esterase, der α-Naphthyl-Acetat-Esterase bzw. der Naphthol-AS-Acetat-Esterase, bewährt. Immunzytochemisch sind Makrophagen mit zahlreichen monoklonalen Antikörpern am Nativschnitt zu erfassen. Am Paraffinschnitt läßt sich neuerdings eine Markierung mittels monoklonalem

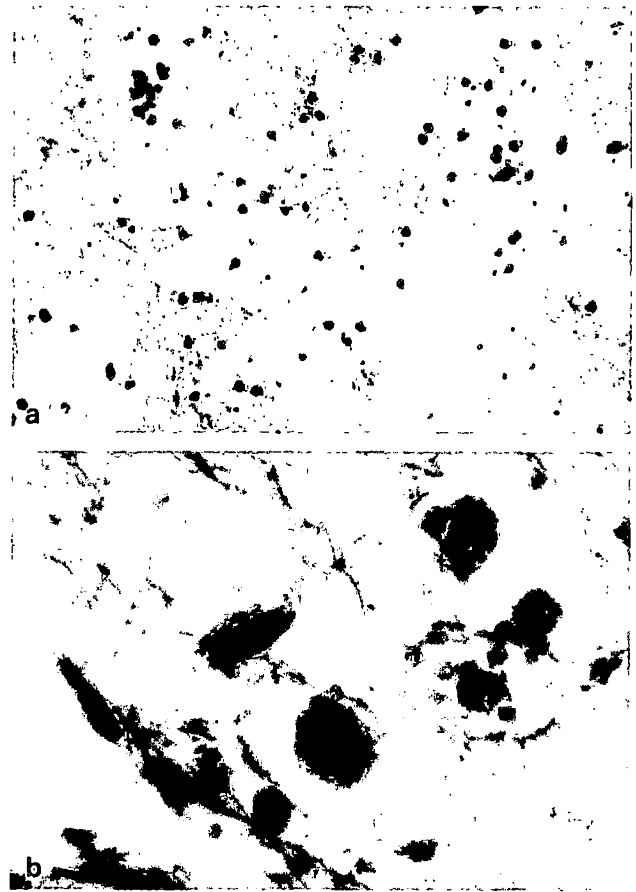

Abb. 10a, b. Makrophagenanreicherung in der Hauptwunde, wobei die Makrophagen mit Hilfe des Antikörpers Dako-Mac 387 dargestellt wurden (PAP-Immunhistochemie, Hämalaun; Vergr. 300:1)

Antikörper, MAC-387 (DAKO, 2000 Hamburg, Code: M747) vornehmen (Brandtzaeg et al. 1987), (Abb. 10), wobei jedoch auch gleichzeitig Granulozyten dargestellt werden, die ein identisches Antigen exprimieren wie Makrophagen. Nur durch Darstellung von α_1-Antichymotrypsin lassen sich Makrophagen weitgehend selektiv markieren (Abb. 12b). Im übrigen können unterschiedliche Makrophagen-populationen aufgrund ihrer differenten Funktionsstadien mittels polyklonalen Antikörpern zeitlich zugeordnet werden (vgl. S. 37f.).

2.2.3.2 Migration

Im einzelnen geht man davon aus, daß Blutmonozyten durch die intakte Gefäßwand migrieren und extravasal sich zu Makrophagen transformieren. Die Migrationsgeschwindigkeit von Makrophagen soll geringer sein als die von

Granulozyten, wie In-vitro-Versuche zeigten (Ward 1975). Menkin (1950) nimmt an, daß die Makrophagen v.a. durch die Azidose angezogen werden und daher – im Vergleich zu den Granulozyten – später in der Wunde auftreten.

Als chemotaktische Faktoren werden identische Mediatoren angesehen, wie sie bereits beschrieben wurden: Neben Komplement auch Fibrin (Allison 1978), LTB_4 und FMLP (Migliorisi et al. 1987). Wesentlich erscheint, daß die Makrophagenemigration unabhängig von den Granulozyten erfolgt (Simpson u. Ross 1972).

2.2.3.3 Schicksal

Zum Schicksal der Makrophagen liegen nur wenige Untersuchungen vor: Grant (1965) nimmt eine „reverse migration" an, wobei er sich auf Beobachtungen von Clark u. Clark (1930) sowie von Poole u. Florey (1958) beruft, Autoren, die Erythrophagen innerhalb der Gefäßlichtungen beobachteten. Generell wird heute ferner angenommen, daß die Makrophagen auch über Lymphwege wieder in das Blutgefäßsystem geraten können (Roser 1970; vgl. auch Oehmichen 1978) bzw. daß sie schlußendlich auch über das Bronchialsystem ausgeschieden werden (Bertheussen et al. 1978).

2.2.3.4 Funktion während der Wundheilung (vgl. Abb. 11)

Eine Transformation von (Blut-)Monozyten zu (Gewebs-)Makrophagen erfolgt im Sinne einer Aktivierung von mononukleären Phagozyten. Diese Aktivierung soll entsprechend Allison (1978, 1984) durch Immunkomplexe, Komple-

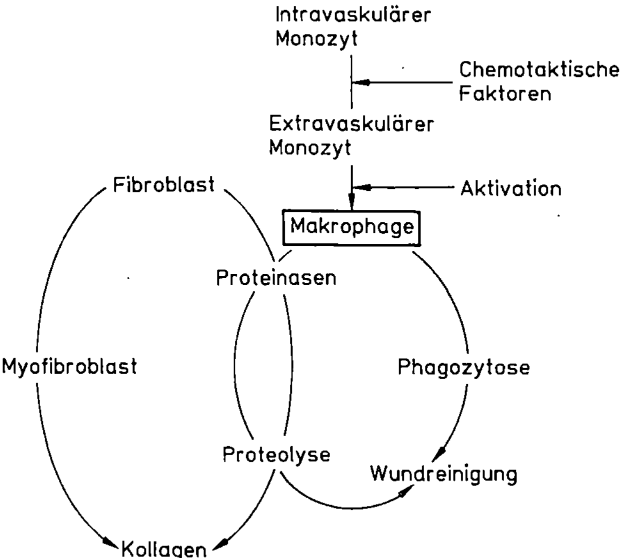

Abb. 11. Makrophagenstimulierende Faktoren sowie die Funktion von Makrophagen im Rahmen der Wundheilung

mentfaktoren, insbesondere C3b, und Gammainterferon, freigesetzt durch aktivierte T-Lymphozyten, induziert werden. Als „aktivierter" Makrophage (Adams u. Hamilton 1988) wird einerseits ein Monozyt verstanden, der Ia-Antigene, d.h. Antigene, die durch Gene der I-Region kontrolliert werden, und Interleukin 1 exprimiert, wobei diese Makrophagen in der Lage sind, das Antigen den T-Lymphozyten anzubieten; andererseits bewirkt ihre Aktivation die Fähigkeit, Tumorzellen zu binden sowie lytische Mediatoren freizusetzen.

Extravasal erfüllen die Makrophagen unterschiedliche Funktionen, die von unspezifischen Abwehrmechanismen, antikörperabhängiger Zytotoxizität und Immunregulation bis zu direkter Zytotoxizität reichen (Van der Valk u. Herman 1987). Im einzelnen wird den Makrophagen im Rahmen einer nichtimmunologischen Entzündung eine Freisetzung von Enzymen und Mediatoren, wie sie zusammenfassend von Allison (1978, s. auch Adams u. Hamilton 1988) beschrieben wurde, zugesprochen:

- Enzymsekretion,
- Freisetzung von aktivierten Komplementkomponenten,
- Produktion von Interferon,
- Formation von Thromboplastin (s. auch Bar-Shavit et al. 1983),
- Sekretion von Plasminogenaktivator (Plasminabbau von Fibrin),
- Synthese von Prostaglandin,
- Freisetzung eines Fibrinogenesefaktors zur Kollagenbildung.

Im einzelnen steht fest, daß Makrophagen die Matrix des Kollagens degradieren, offenbar durch Freisetzung degradierender Enzyme sowie Plasminogenaktivatoren, Elastase und Kollagenase (Werb et al. 1980). Kollagenase wurde in den Makrophagen nachgewiesen, wobei eine hohe kollagenolytische Aktivität v.a. während der ersten 3–4 Tage nach Wundsetzung beobachtet wurde (Shoshan 1981). Des weiteren konnte festgestellt werden, daß Proteinasen (Werb u. Gordon 1975a), Elastase (Werb u. Gordon 1975b), Kathepsin B und D (Mörland u. Kaplan 1977) freigesetzt werden. Zudem enthalten die Makrophagen ein toxisches Oxygenradikal, das sezerniert werden kann und Gewebe und Fremdkörper zu zerstören vermag (Haferkamp u. Wildfeuer 1984).

Die Hauptaufgabe der Makrophagen liegt jedoch darin, degradiertes, nekrotisches Material zu phagozytieren. Insofern wird u.a. Kollagen nicht nur durch Freisetzung von Mediatoren zerstört, sondern auch durch intrazellulären Abbau.

Durch Makrophagen wird jedoch nicht nur die Destruktion gefördert, sondern auch die Regeneration. So stimulieren die Makrophagen durch Freisetzung eines mitogenen Faktors die Proliferation von Fibroblasten (Austgulen et al. 1987). Es ist ferner bekannt, daß sowohl bei Monozytopenie als auch durch Hemmung der Phagozytoseaktivität (Leibovich u. Ross 1975) die Migration von Fibroblasten verzögert wird.

Die Makrophagen enthalten schließlich mehrere Enzyme, die für die Kollagensynthese notwendig sind. Insofern erfüllen die Makrophagen eine Funktion im Rahmen der Erhaltung eines Status quo der Kollagenfasern, die auch im gesunden Zustand einem ständigen Turn over im Sinne eines Abbaus und einer Synthese unterliegen, die im wesentlichen durch die Makrophagen induziert wird (vgl. Abschn. Kollagensynthese, S. 57ff.).

2.2.3.5 Makrophagen und die Wundaltersschätzung

Der Zeitpunkt des ersten Auftretens von Makrophagen wird ebenso diskutiert wie bei den Granulozyten (vgl. Tabelle 3), wobei von praktisch allen Autoren gleichermaßen festgestellt wird, daß mit der Ausschwemmung von Erythrozyten und Granulozyten auch Monozyten in das Wundgebiet gelangen. Im einzelnen stellt sich jedoch eine Frage, ob gleich zu Beginn mit den Granulozyten auch die Makrophagen die Blutgefäße aktiv verlassen, d.h. emigrieren, und erst durch Untergang der Granulozyten die Makrophagen in einer späteren Phase der Entzündung relativ überwiegen oder ob die Makrophagen erst zu einem späteren Zeitpunkt aktiv die Gefäßwand durchwandern.

Spector u. Willoughby (1968) geben an, daß bereits von Beginn an zusammen mit den Granulozyten auch Monozyten in die Wunde aktiv auswandern und daß sich nur ihr Verhältnis im Verlaufe der Entzündung ändert. Am Anfang sei das Verhältnis Monozyten zu Granulozyten 1:5, später 1:0,4. In ähnlicher Weise gehen Leder u. Crespin (1964) davon aus, daß bereits nach 30 min Makrophagen vermehrt nachweisbar werden, wenn man ihr Verhältnis zu den Granulozyten berücksichtigt, da bereits nach 30 min statt 5,4 % im Blut 8,1 % in der Wunde auftreten, nach 60 min 13,8 %, nach 3−4 h 27−29 %. T.B. Issekutz et al. (1981) infundierten ^{51}Cr-markierte Monozyten in Kaninchen mit durch E. coli induzierten Wunden. Bereits nach 1 h − mit Maximum nach 3−4 h − war eine Vermehrung der markierten Zellen in der Wunde erkennbar. Offenbar wanderten die Monozyten zugleich mit Granulozyten aus, erreichten ihr Maximum jedoch erst nach 12 h; die Autoren gehen davon aus, daß die extravasalen Granulozyten früher untergehen und sich daher eine relative Makrophagenvermehrung entwickelt. Allerdings handelte es sich bei diesem Experiment um eine „immunologische" Entzündung.

Die übrigen Autoren geben jeweils nur Zeitpunkte an, zu denen erstmals Makrophagen beobachtet werden: Rebuck u. Crawley (1955) beobachteten nach 3 h wenige Makrophagen, nach 6 h 1/3 aller Zellen als Makrophagen innerhalb der Hautfensterpräparate. Ryan (1967) beobachtete Makrophagen erst nach 8 h mit Höhepunkt nach 24 h unter Verwendung einer „window-box". Im Hautfensterpräparat des Menschen konnten Leder u. Nicolas (1965) eine Zunahme der Makrophagen bis zu 12 bzw. 14 h und eine Abnahme nach 24 bzw. 36 h

Tabelle 3. Erster Nachweis von Makrophagen in Abhängigkeit von der Überlebenszeit nach Verletzung der Haut des Menschen

Überlebenszeit [h]	Autoren	Topographie der Wunde
2	Ojala et al. 1969	Subkutis
	Leder u. Crespia 1964	Epidermis
3	Ojala et al. 1969	Kutis
9	Berg u. Elbel 1969	Subkutis
12−16	Moritz 1954	Unbekannt
16−24	Menkin 1950	Unbekannt

beobachten. Ojala et al. (1969), die Paraffinschnitte der Subkutis untersuchten, fanden Makrophagen nach 2 h; in der Kutis fanden die gleichen Autoren Makrophagen erstmals nach 3 h.

Mit den eigenen Erfahrungen vereinbar sind eher die Beobachtungen von Berg u. Elbel (1969), die im Paraffinschnitt der Subkutis frühestens nach 7–9 h eine Makrophagenreaktion mit Makrophagenvermehrung beobachteten (vgl. Tabelle 3). In eigenen Untersuchungen konnte eine eindeutige Makrophagenvermehrung bereits nach 7 h beobachtet werden. Einzelne, eindeutig als Makrophagen zu klassifizierende Zellen sind jedoch bereits nach 2–4 h nachweisbar, wobei es sich eindrucksmäßig um transformierte, mit der Blutung ausgeschwemmte Monozyten handelt.

Eine bisher weitgehend ungeklärte Frage ist, wie weit die Phagozytoseaktivität von einem intakten Kreislauf abhängig ist. Es liegen Beobachtungen vor, wonach auch postmortal (Hirvonen 1968) – bis zu 20 h (Muta et al. 1958) – noch eine Phagozytoseaktivität der intrakutanen Histiozyten bestehen soll. Ob diese Fähigkeit jedoch für die Wundaltersbestimmung tatsächlich praktische Bedeutung hat, muß offen bleiben.

Die Abräumfunktion der Makrophagen wird im wesentlichen durch den morphologischen Nachweis abgebauter, intrazellulär nachweisbarer Substanzen erfaßbar. Da Phagozytose und intrazellulärer Abbau Zeit erfordern, ergeben sich hieraus weitere morphologische Parameter zur Altersbestimmung. Das gilt bei lichtmikroskopischen Untersuchungen v.a. für den Abbau von Erythrozyten und Fett. Durch die unterschiedlichen Funktionszustände bedingt, kommt es zur Expression unterschiedlicher zytoplasmatischer und – vereinzelt – membranöser Antigene, die mittels immunzytologischer Methoden nachweisbar sind und ebenso eine Zeitabhängigkeit aufweisen. Auf dieses Phänomen soll gesondert eingegangen werden.

2.2.3.6 Erythrophagie

Der Abbau von Erythrozyten dauert in der Regel mehrere Stunden: Zunächst ist das Haften der Erythrozyten an der Makrophagenoberfläche erkennbar, wodurch eine Rosettenformation der Erythrozyten um den Makrophagen entsteht. Dieses Phänomen ist bei Haften von mehr als 3 Erythrozyten an der Oberfläche unter Verwendung von möglichst dünnen Paraffinschnitten (< 5 mm) durchaus von zufällig an der Oberfläche von Makrophagen liegenden Erythrozyten zu unterscheiden. Rosettenbildungen sind oftmals bereits ca. 9–11 h nach Wundsetzung zu beobachten.

In der Haut und im Gehirn sind demgegenüber sichere Zeichen der Inkorporation von Erythrozyten im Sinne von Erythrophagen erst nach weiteren 6–8 h – mithin 15–17 h nach einer Wundsetzung – nachweisbar (Abb. 12a, b).

Eine Frage ist, warum autologe Erythrozyten extravasal phagozytiert werden, die intravasal nicht einmal an der Oberfläche von Monozyten haften. Hierfür können 2 Faktoren verantwortlich gemacht werden: Einerseits kommt es extravasal zu einer Aktivierung von Monozyten, andererseits kann sich eine Änderung der Erythrozytenoberfläche entwickeln. Besonders die Veränderung

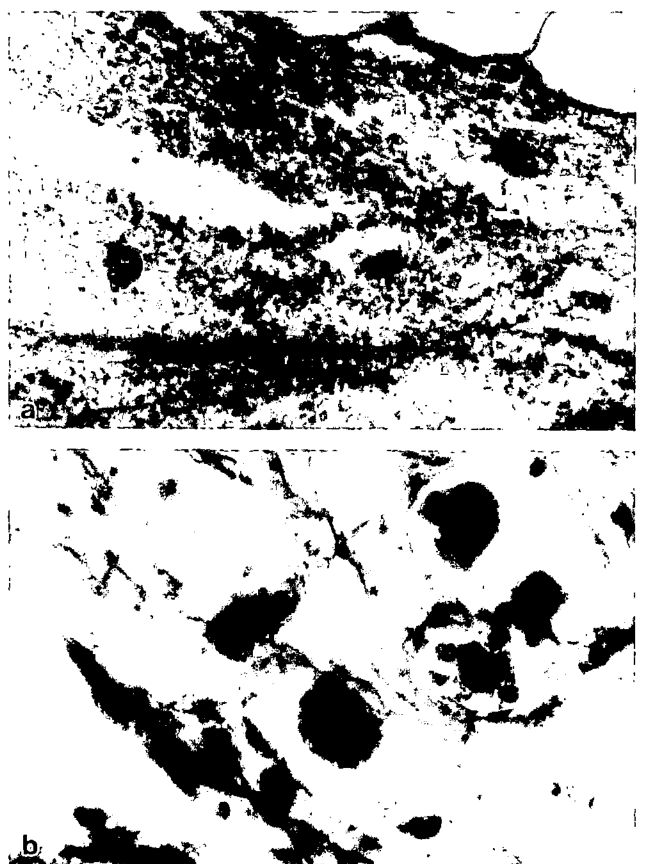

Abb. 12a, b. Erythrophagen innerhalb einer subkutanen Blutung. a HE-Färbung, Vergr.: 500:1; b α_1-Antichymotrypsin-Expression durch Makrophagen. PAP-Immunhistochemie, Hämalaun, Vergr.: 1200:1

der Erythrozytenmembran scheint entsprechend neueren Untersuchungen von wesentlicher Bedeutung für die Phagozytose zu sein (Übersicht: M.R. Clark 1988). Alte Erythrozyten werden phagozytiert, nicht jedoch junge (Knyszynski et al. 1977). Mit zunehmender Membrandesintegration der Erythrozyten nimmt die Bindungsfähigkeit für IgG zu (Kay 1975; Halbhuber et al. 1987; Khansari u. Fudenberg 1983). Halbhuber et al. (1987) gehen davon aus, daß Voraussetzung für eine Bindung von IgG an der Oberfläche der Erythrozyten eine Strukturveränderung der Membran ist, die zu einer Demaskierung von vorher „maskierten" Rezeptoren für IgG führt. Es kommt in der Folge zu einer progressiven Akkumulation von membrangebundenem IgG, offenbar induziert durch den Alterungsprozeß. Die Makrophagen ihrerseits enthalten einen Rezeptor für das Fc-Fragment des Immunglobulinmoleküls und inkorporieren Zellen und anorganisches Material, das mit IgG überzogen ist (Huber u. Fudenberg 1969). Diese Hypothese wird neuerdings angezweifelt (Dale 1988).

Ob jedoch ausschließlich (oder zusätzlich) eine Änderung der Zelloberflächenkarbohydrate ein Erkennen der geschädigten, alten Erythrozyten mittels galaktosespezifischen Rezeptoren der Makrophagen ermöglicht (Schlepper-Schäfer u. Kolb-Bachofen 1988) oder aber ob natürliche Autoantikörper für die Phagozytose verantwortlich sind (Kaushik et al. 1988), ist bisher nicht endgültig geklärt.

Dieser Mechanismus der Erythrophagozytose wurde ausschließlich für den Vorgang der Phagozytose von *alten* Erythrozyten im Kreislaufsystem – unabhängig von einer Extravasation in der Wunde – beschrieben, könnte jedoch in gleicher Weise auch für extravasale Erythrozyten gelten, die unter dem Wundmilieu eine Membranänderung entwickeln (s. oben). Zur Frage des Phagozytosemechanismus in der Wunde selbst liegt nur die Untersuchung von Martin et al. (1988) vor. Diese Autoren beobachteten, daß Gewebstrümmer in der traumatisch geschädigten Region mit Fibronektin überzogen und anschließend durch Gewebsmakrophagen abtransportiert werden.

Der weitere intrazelluläre Abbau von Erythrozyten innerhalb eines Hämatoms wurde v.a. von Lalonde et al. (1977, 1978) untersucht. Sie stellten fest, daß zwar intakte Erythrozyten und lysierte Erythrozyten phagozytiert werden, aber daß keine intrazelluläre Fragmentation der Erythrozyten stattfindet. Innerhalb der Makrophagen werden 3 Typen lysosomaler Körper angetroffen: Myelinosomen, die aufgerollte osmophile Membranen enthalten; Siderosomen, die Hämosiderin enthalten, und Myelinsiderosomen, die sowohl Membranen als auch Hämosiderin enthalten.

Für die Geschwindigkeit der Erythrophagozytose gilt gleiches wie unten (vgl. Abschn. 2.2.3.7) für das Siderin angegeben ist: Die Geschwindigkeit ist ganz wesentlich abhängig von dem Organ, in dem es zur Blutung kommt. Ursächlich hierfür dürfte die Schnelligkeit sein, in der sich u.a. eine Membrandesintegration der Erythrozyten entwickelt. So findet sich eine Erythrophagozytose in Lymphknoten 1 h nach Zugabe von Erythrozyten (tierexperimentelle Untersuchungen am Kaninchen – Oehmichen u. Wiethölter 1980; Oehmichen et al. 1982), in der Lunge u.a. bereits 30 min nach Verletzung (Blutaspiration des Menschen – Oehmichen 1984), im Gehirn erst nach 38 h (Schröder 1983). Des weiteren wird beschrieben, daß die Erythrophagozytose auch bei Tieren nicht in gleicher Geschwindigkeit abläuft wie beim Menschen: Muir u. Niven (1935) geben an, daß die Erythrophagozytose, bei der Maus nach 24 h, bei der Ratte nach 36 h zu beobachten ist.

2.2.3.7 Siderophagen

Wesentlich für den intrazellulären Abbau der Erythrozyten, insbesondere des Hämoglobins, scheint die mikrosomale Hämoxygenase zu sein, die in den Makrophagen vorhanden ist und die den Abbau von Hämoglobin ermöglicht (Tenhunen et al. 1969; Pimstone et al. 1971). Laiho u. Tenhunen (1984) untersuchten die Aktivität der Hämoxygenase in subkutanen Blutungen und konnten feststellen, daß zwischen dem 2. und 9. Tag das 10fache der normalen Aktivität vorhanden ist. Offenbar wird die Enzymaktivität in den Makrophagen durch Exposition der Zellen zu Hämpigment stimuliert, wobei es sich offenbar um eine substratvermittelte Induktion handelt. Das 2-Tage-Intervall bis zur Erhöhung der Enzymaktivität entsteht offenbar dadurch, daß innerhalb dieser Zeit erst Makrophagen in ausreichender Menge in die Blutung einwandern und dort aktiviert werden.

Ein Endprodukt des Erythrozytenabbaus ist das Siderin, das intrazellulär auftritt und mittels Berliner-Blau-Reaktion nachweisbar ist. Siderin tritt zunächst amorph auf, in Form von feinsten blauen Granula bzw. in Form einer diffusen, hauchartigen Blauverfärbung innerhalb des Zytoplasmas. Hierbei handelt es sich nicht um einen Artefakt als Folge einer Diffusion, sondern um ein Phänomen, das sich submikroskopisch in Form von zahlreichen elektronendichten eisenenthaltenden Partikeln gleichmäßig im Zytoplasma verteilt, nachweisen läßt (Ghadially 1979). Später tritt das Eisen zunehmend granulär auf d.h. es mineralisiert (Schwietzer 1953); submikroskopisch lassen sich jetzt die Partikel in Lysosomen, sog. Siderosomen (Ghadially 1979) nachweisen. Diesen Befund bestätigten Gedigk u. Strauß (1954), die die Berliner-Blau-Reaktion bereits nach einigen Tagen positiv ausfallen sahen und Eisenpigmentkörnchen nach 7–11 Tagen beschreiben.

Da der Siderinnachweis eine relativ einfache morphologische Methode (Berliner-Blau-Reaktion) darstellt, wurde das Zeitintervall bis zur Bildung des Siderins seit langem als wesentliches Kriterium für die Altersbestimmung von Blutungen herangezogen. Entsprechend Tabelle 4 gibt es jedoch auch für diesen Zeitpunkt uneinheitliche Angaben. Dabei kann sicher davon ausgegangen werden, daß in unterschiedlichen Organen der Abbau von Erythrozyten zum Siderin unterschiedlich lange dauert: entsprechend eigenen Erfahrungen in der Haut und im Gehirn mindestens 72 h (u.a. Oehmichen u. Raff 1980), in den Lymphknoten nur 9 h (im Tierexperiment am Kaninchen – Oehmichen et al. 1982), in der Lunge 17 h (Oehmichen 1984) bzw. 28 h (Schmidt 1889) oder 48 h nach Beginn eines Lungenödems (Boggenstoß 1943, zit. nach Wille et al. 1969a; Strassmann 1949) – wie auch im Tierexperiment an der Ratte (Magarey 1951) – und in der Niere 2 Tage (Beneke 1972). Ferner geht man davon aus, daß der Abbau zu Siderin in den Labortieren prinzipiell schneller erfolgt als bei dem Menschen: subkutan bei der Maus 24–36 h (Muir u. Niven 1935) sowie bei der Ratte 36 bzw. 40 h (Muir u. Niven 1935; Berg u. Elbel 1969). In der Zellkultur mit Makrophagen konnte Siderin nach 2,5 – 3 Tagen beobachtet werden (Kasten 1939).

Tabelle 4. Erster Nachweis von Siderin in Abhängigkeit von der Überlebenszeit nach Verletzung der Haut des Menschen

Überlebenszeit [h]	Autoren
24	Muir u. Niven 1935 Frick 1954
24–48	Berg 1972, 1975
90	Berg u. Elbel 1969
72–96	Mueller 1964; Hueck 1912
96	Lalonde et al. 1978

Am Aufbau eines Eisenpigments in Makrophagen sind jedoch noch andere Substanzen beteiligt, die histochemisch auch am Paraffinschnitt nachweisbar sind. Entsprechend den Untersuchungen von Gedigk u. Strauß (1954) handelt es sich v.a. um Polysaccharide, die mit der PAS-Reaktion (2 Tage nach einer Eisenoxidinjektion noch nicht, 5 Tage nach der Injektion sicher) nachweisbar werden; es handelt sich ferner um Lipide, die auch mit der Sudanschwarzreaktion (selten 7 Tage nach Eisenoxidinjektion, sicher 14 Tage nach der Injektion) nachweisbar werden. Wie weit eine zeitliche Diskriminierung unter Anwendung dieser substrathistochemischen Methoden bei vitalen Blutungen möglich ist, wurde bisher nicht untersucht.

Die Siderophagen werden ebenso wie die Makrophagen und Erythrophagen über die obengenannten Wege abtransportiert und sind nach einem gewissen Intervall, das von der Ausdehnung der Blutung abhängig ist, im Verletzungsbezirk nicht mehr nachweisbar. Nur im Gehirn sind siderinenthaltende Makrophagen z.T. noch über Jahrzehnte zu beobachten (Oehmichen u. Raff 1980).

2.2.3.8 Hämatoidin und Hämatoidinphagen

Hämatoidin ist kristallisiertes Bilirubin, das sowohl intra- als auch extrazellulär gebildet werden kann (vgl. Diskussion bei Muir u. Niven 1935). Hämatoidin imponiert als eisenfreies Pigment von goldgelber Farbe, das kristalline Struktur aufweist. Nach Wundsetzung konnte dieses Pigment zu den Zeitpunkten erstmalig beobachtet werden, die tabellarisch aufgeführt wurden (Tabelle 5).

Hämatoidin wird offenbar nur unter bestimmten, bisher nicht eindeutig bekannten Umständen gebildet, so daß ihr Auftreten (und Nachweis) fakultativ ist und eher selten gelingt. Kristallisiertes Bilirubin wird ferner relativ schnell reabsorbiert (Howarth u. Cooper 1955). Im Gehirn konnte Hämatoidin bei einer Überlebenszeit von mehr als 1 Jahr – im Gegensatz zum Siderin – nicht mehr beobachtet werden (Oehmichen u. Raff 1980).

Tabelle 5. Erster Nachweis von Hämatoidin in Abhängigkeit von der Überlebenszeit nach Verletzung der Haut des Menschen

Überlebenszeit (Tage)	Autoren	
3–4	Hamdy et al. 1957	(Kutis, Subkutis)
7	Gedigk 1958	(Kutis, Subkutis)
8–43	Muir u. Niven 1935	(Kutis, Subkutis)
9	Berg u. Elbel 1969	(Kutis, Subkutis)
9–11	Walcher 1930, 1936	(Kutis, Subcutis)
10	Strassmann 1949	(Hirngewebe)
12	Oehmichen u. Raff 1980	(Hirngewebe)

2.2.3.9 Lipophagen

Die Inkorporation von Fett durch Makrophagen im Sinne von Lipophagen wurde bisher kaum untersucht. Hirvonen (1968) führte experimentelle Untersuchungen am Meerschweinchen durch und konnte eine Fettphagozytose sofort nach der Emigration von Makrophagen beobachten. Ferner beobachtete er eine Zunahme der unspezifischen Esterase und der sauren Phosphatase bereits wenige Minuten nach der Emigration von Makrophagen.

Durch Verwendung von Scharlachrot zum Nachweis von Neutralfetten in Phagozyten (Abb. 13a, b) konnten Lipophagen im Gehirn frühestens 24 h (Oehmichen et al. 1986a) bzw. 40 h (Spielmeyer 1922; Schröder 1983) oder 48 h (Meesen u. Stochdorf 1957; Adams u. Sidman 1968) nach der Traumatisierung beobachtet werden, jedoch auch noch nach 30 Jahren (Oehmichen et al. 1986a).

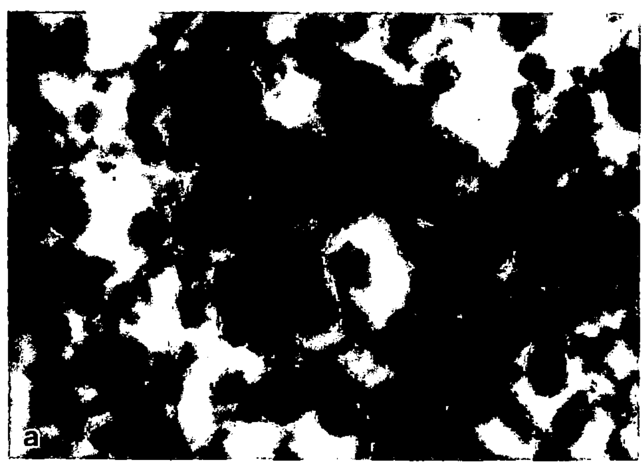

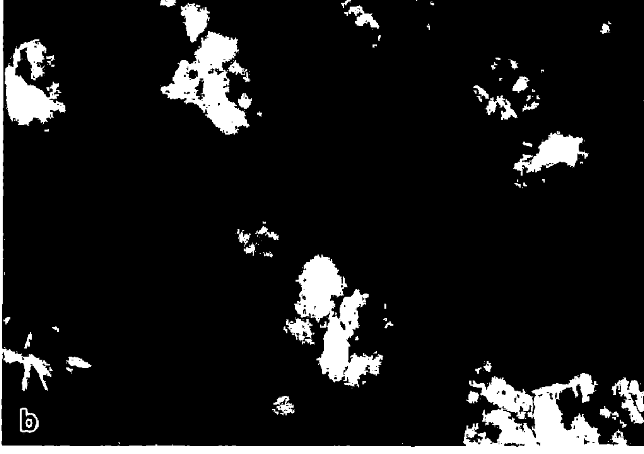

Abb. 13a, b. Nachweis von Fett enthaltenden Makrophagen (Lipophagen in Kontusionsblutungen des Gehirns). a Neutralfettnachweis mittels Scharlachrot (Hämalaun; Vergr. 1200:1); b Nachweis der Anisotropie als Hinweis auf intrazelluläres Cholesterin (Hämalaun-Scharlachrot; Vergr. 1200:1)

Anisotropes Lipid im Sinne von verestertem Cholesterol wurde frühestens 10 Tage (Oehmichen et al. 1986a) bzw. 18 Tage (Schröder 1983) nach der Hirntraumatisierung bzw. Hirnischämie beobachtet und konnte ebenso noch nach Jahrzehnten festgestellt werden. Zeroid (vgl. Gedigk u. Fischer 1958) im Sinne eines autofluoreszierenden Lipopigmentes war frühestens nach 100 h Überlebenszeit einer Kontusionsblutung nachweisbar (Oehmichen et al. 1986a). Untersuchungen über Lipophagen der Haut fehlen demgegenüber bisher.

2.2.3.10 Heterogenität der Makrophagen

Die Makrophagen stellen eine heterogene Zellpopulation dar (Forster u. Landy 1981), wobei nicht nur lokal-ruhende (residente) von inflammatorischen (reaktiven) „mononukleären Phagozyten" unterschieden werden, sondern auch unterschiedliche Funktionszustände, die sich u.a. auch in der Expression von unterschiedlichen antigenen Strukturen und Enzymen äußern können (Fishman u. Weinberg 1979; Roubin et al. 1981; Thomas u. McSween 1981).

In eigenen Untersuchungen (Oehmichen 1987) konnten am Beispiel der Kontusionsblutungen des Gehirns die von der Überlebenszeit abhängige, unterschiedliche Expression verifiziert werden (vgl. Tabelle 6). Mindestens am Gehirn – sicher aber übertragbar auch auf der Haut – wurde damit eine zusätzliche Möglichkeit der zeitlichen Differenzierung nichtimmunologischer Entzündungen gewonnen. Eine zeitliche Differenzierung mechanischer Wunden ist theoretisch auch aufgrund der unterschiedlichen Antigenexpression von Makrophagen zu erwarten, die in Abhängigkeit vom Stadium der Entzündung durch Sorg (1988) beobachtet werden konnte.

Tabelle 6. Heterogenität der Makrophagen, dargestellt an ihrer Expression unterschiedlicher Antigene in Abhängigkeit von der Überlebenszeit nach Kontusionsblutungen des Gehirns an Paraffin-eingebettetem Gewebe (*h* Stunde; *d* Tag; *a* Jahr)

Antigen	Überlebenszeit	
	Erster Nachweis	Letzter Nachweis
Common leukocyte antigen	14 h	17 d
MRP8	14 h	39 d
Mac	14 h	41 d
Concanavalin A	14 h	4 a
Lysozyme	18 h	17 d
α_1-Antichymotrypsin	18 h	6 a
Luxol fast blue	27 h	13 d
910D7	27 h	50 d
Immunglobuline	27 h	6 a
PAS	27 h	16 a
Vimentin	29 h	6 a
Leu M 3	60 h	6 a
Tartratresistente saure Phosphatase	42 d	6 a

2.2.4 Lymphozyten

Bekannt ist, daß ein „epidermal lymphocyte chemotatic factor" Lymphozytensubtypen (OKT4-positive Lymphozyten) anzieht (Zachariae et al. 1988). Ferner ist bekannt, daß Lymphozyten durch die Basalmembran der Haut migrieren können (Warfel u. Hull 1984). In einer nichtimmunologischen Entzündung sind einerseits jedoch im Wundgebiet nur sehr vereinzelt Lymphozyten vorhanden (Raekallio 1970; Helpap 1987); andererseits fanden Sieracki u. Rebuck (1960), daß die Lymphozyten 12 h nach Wundsetzung die Mehrzahl der Exsudatzellen darstellen. Allerdings gilt hier die Problematik, auf die bereits Raekallio (1970) hinwies: Die Identifizierung der Lymphozyten stellte Schwierigkeiten dar, da Routinemethoden eine sichere Differenzierung von Lymphozyten und Makrophagen oft nur im Einzelfall erlaubt.

Mittels immunzytologischer Methode ist es heute möglich, die Lymphozyten zu identifizieren und quantifizieren: Fishel et al. (1987) beobachteten Helper-/Effector-(W3/25-reaktive-) T-Lymphozyten und Suppressor-/Cytotoxic-(O × 3-reaktive-) T-Lymphozyten an der oberflächlichen und tiefen Hautwunde der Ratte nach subkutaner Implantation von Polyvinyl-Alkohol-Schwämmen. Untersuchungen werden 5, 7 und 10 Tage nach der Implantation durchgeführt. In allen Wunden wurden T-Lymphozyten beobachtet, wobei das Verhältnis der „Helper/Effector" zu den „Suppressor/Cytotoxic"-Lymphozyten zu allen Zeitintervallen 2:1 betrug. Am 5. und 10. Tag nach Implantation waren jeweils doppelt so viele T-Lymphozyten in den tiefen Hautwunden als in der oberflächlichen Wunde beobachtet worden. Am 7. Tag hingegen war der Anteil der T-Lymphozyten in der oberflächlichen Wunde größer als in der tiefen Wunde.

Auch die Beobachtungen von Barbul (1988; s. auch S.M. Wahl u. Allen 1988) weisen auf die Bedeutung der T-Lymphozyten bei der Wundheilung: Bei T-Lymphozytenmangel in vivo entwickelt sich eine Störung der Wundheilung, insbesondere eine Verzögerung der Narbenbildung.

Unter einem ähnlichen Gesichtspunkt sind die Ergebnisse zu werten, die v.a. durch die Arbeitsgruppe von Garcia Leme über die systemische Wirkung von Lymphozyten im Körper von Versuchstieren auf den Ablauf der Wundheilung publiziert wurden (Bersani Amado u. Garcia Leme 1982). Im einzelnen gehen die Autoren davon aus, daß die Lymphozyten einen proinflammatorischen Faktor produzieren, der an dem Ablauf akuter, nichtimmunologischer Entzündungen beteiligt ist. Diese Hypothese basiert im wesentlichen auf folgenden Beobachtungen:

Eine Wundheilverzögerung tritt nach Leukopenie auf, wenn die Anzahl der Lymphozyten, nicht jedoch die Anzahl der Granulozyten, vermindert ist (Garcia Leme et al. 1976). Wird die Anzahl der Lymphozyten durch chronische Drainage des Ductus thoracicus reduziert, nimmt die Wundreaktion ab. Sie normalisiert sich bei intravenöser Applikation von Lymphozyten (Sudo u. Garcia Leme 1980). Steroide und andere antiinflammatorische Medikamente blockieren die Wirksamkeit von Lymphozyten (Garcia Leme et al. 1977). Eine beschleunigte Wundreaktion wurde dadurch erreicht, daß lymphoide Zellen von Spendern erhalten wurden, die Empfängern mit entzündlichen Veränderungen injiziert wurden. Dieser Vorgang zeigt eine Abhängigkeit vom Alter der Läsion.

Bei diesen experimentellen Untersuchungen konnten die Autoren jedoch feststellen, daß weder ein Mangel an T-Lymphozyten noch an B-Lymphozyten für sich genommen die Entwicklung einer Wundreaktion reduziert; die Autoren gehen davon aus, daß eine dritte Lymphozytenpopulation Einfluß auf die Wundheilung nimmt (Garcia Leme et al. 1981). Diese Beobachtungen stehen im Widerspruch zu den obengenannten Befunden von Barbul (1988).

2.2.5 Eosinophile Granulozyten

Zur Frage der eosinophilen Granulozyten im Rahmen der Wundheilung liegen nur wenige Beobachtungen vor. Baker et al. (1976) zählten die eosinophilen Granulozyten in der Wunde von Ratten (s. auch Basset et al. 1976, 1977); ab dem 7. Tag kam es zu einem Anstieg der Eosinophilen, am 12. Tag war die Anzahl der Eosinophilen am höchsten, um dann bis zum 30. Tag wieder abzunehmen. Die Eosinophilen wurden in charakteristischer Weise zwischen den durchtrennten Kollagenfasern angetroffen. Da die Eosinophilie im Wundbereich zum Zeitpunkt der Kollagenbildung am höchsten war, gingen die Autoren davon aus, daß dieser Zelltyp mit der Kollagenbildung („formation" und „remolding") zu tun hat, worauf insbesondere Shoshan (1981) hinweist.

2.2.6 Zusammenfassung

Der extravasale Nachweis unterschiedlicher Blutzellen im Wundgebiet sowie die strukturelle Erfassung ihres Funktionszustandes geben ganz wesentliche Informationen zum zeitlichen Ablauf der Wundheilung. Während die Bedeutung der Thrombozyten unter dem Gesichtspunkt der Vitalität bisher fraglich ist, da sie offenbar auch postmortal noch viabel und funktionsfähig – insbesondere aggregationsfähig – sind, stellt das Auftreten von neutrophilen Granulozyten und Makrophagen sowie ihre strukturelle Veränderung seit langem das Grundgerüst der zeitlichen Klassifizierung einer Wunde unbekannten Alters dar. Allerdings muß festgestellt werden, daß die erfaßten Daten bisher nicht einheitlich sind und daß systematische Untersuchungen zur statistischen Erfassung auch dieser Phänomene fehlen. Ferner liegen auch qualitative Untersuchungen z.T. nur für ausgesuchte Organe vor, insbesondere fehlen teilweise Daten über mechanische Hautwunden.

2.3 Phase der Reaktion lokaler Zellen

Während sich Thrombozyten und Granulozyten gar nicht und Makrophagen nur zu einem geringen Prozentsatz im Wundgebiet durch mitotische Teilung vermehren (van Furth et al. 1985), entwickelt sich eine Aktivierung der ortsständigen Zellen, nicht nur im Sinne einer Migration, sondern auch im Sinne einer intrazytoplasmatischen Syntheseleistung sowie Freisetzung von Mediatoren und – besonders – im Sinne einer Proliferation. Betroffen sind einerseits Mesenchymzellen im Sinne von Mastzellen, Fibroblasten und Endothelzellen, andererseits organspezifische Zellen wie Epidermiszellen, Hepatozyten, Astrozyten usw.

Im folgenden sollen zunächst die Epidermiszellen besprochen werden, deren Reaktionsverhalten am besten untersucht ist, um im Anschluß daran auf mesenchymale, zelluläre Elemente der Haut einzugehen.

2.3.1 Epidermiszellen

Die epidermale Aktivität während der Wundheilung setzt sich aus 3 Teilkomponenten zusammen (Marks 1981), die im folgenden u.a. angesprochen werden sollen:

- aktive Zellbewegung (Migration),
- mitotische Teilung (Proliferation),
- Reifung der Epidermis.

2.3.1.1 Migration

Migrierende Epidermiszellen haben aktinähnliche Filamente (Marks 1981), also einen kontraktilen Apparat (Gabbiani et al. 1981), so daß eine aktive Zellbewegung möglich ist. Es liegt offenbar eine selektive Anhaftung der Basalzellen an ein Kollagensubstrat vor (Stanly et al. 1980; Shoshan 1981). Es wird davon ausgegangen, daß die Epithelzellen nach Wundsetzung entweder auf dem Fibringerüst (Lindner 1972) oder auf Kollagen als Leitschiene (Wicha et al. 1979) an der Wundoberfläche migrieren und dabei Proteinasen (Lindner 1972) und Kollagenasen (Grillo u. Gross 1967; Gross 1976) freisetzen. Offenbar produziert die migrierende Epidermis AB_2-Kollagen (Basalmembrankollagen), wobei die kontinuierliche Kollagensynthese zugleich auch die Migration bedingt (Stenn et al. 1979; Wicha et al. 1979).

Die Migration ist offenbar abhängig vom pH-Wert: ist der pH-Wert erhöht, werden die Zellen unbeweglich und kontrahieren sich (P. Weiss 1966). Entsprechend den Untersuchungen von Hunt et al. (1967) beträgt der pH-Wert sofort nach der Verletzung 7,2; er nimmt in der Folgezeit graduell bis 7,35 nach 20 Wochen zu (vgl. Reynolds et al. 1963).

Die Angaben zur Zeitabhängigkeit der Migration sind unterschiedlich; De Vito (1965) nimmt den Beginn der Migration bereits Stunden nach dem Trauma an. Gillman et al. (1953) sowie Marks (1981) gehen davon aus, daß die Migration nach 24–48 h beginnt, wobei als besondere Ausnahme der amputierte Mausfinger angesehen wird, an dem eine Migration bereits nach 6 h zu beobachten sei. Pepper (1954) konnte den Beginn der Migration am Meerschweinchenohr 3–5 Tage nach der Operation beobachten. In der Zellkultur hatten die Zellen eine Wanderungsgeschwindigkeit von 7–21 µm/h (Winter 1964) bzw. 50–100 µm/h (Abercrombie 1966). Da sich jedoch die Migration postmortal morphologisch nicht sicher nachweisen läßt, sind diese Phänomene nicht zur Wundaltersbestimmung heranzuziehen.

2.3.1.2 Proliferation

Regenerierendes Epithel ist PAS-positiv (Washburn 1960; McMinn 1969; Raekallio 1975) infolge einer Zunahme des Glykogengehaltes (Gillman u. Wright 1966) bei erhöhtem oxydativen Stoffwechsel. Eine Zunahme ist nach diesen Autoren innerhalb der ersten 24 h zu beobachten, während in eigenen Untersuchungen an der Rattenohrmuschel (unveröffentlicht) frühestens nach 28 h PAS-positive Granula in den Epidermiszellen zu beobachten waren. Im HE-Schnitt wird die Epithelregeneration durch die Entwicklung progressiver Veränderungen nachweisbar, wozu das Auftreten „heller" Zellen („clear cells") an der Grenze vom Stratum germinativum nach ca. 48 h gehört (Robertson u. Hodge 1972; Berg 1975).

Tabelle 7. Erster Nachweis einer zunehmenden proliferativen Aktivität von epidermalen Basalzellen nach Verletzung der Haut im Schrifttum. *LM* Lichtmikroskopie; *³H-TdR* ³H-Thymidin

Überlebenszeit [h]	Autoren	Methoden	Spezies	Topographie
1	Block et al., 1963	³H-TdR	Ratte	Bauchhaut
16	Hell u. Cruickshank 1963	³H-TdR	Meerschwein	Ohr
12–24	Bullough u. Laurence 1960	LM	Maus	Ohr
24	Todo 1968	³H-TdR	Mensch	Mundschleimhaut
12–48	Marks 1981	LM	Keine Detailangaben	
24	J. Robertson u. Hodge 1972	LM	Mensch	Unterschiedlich
	Oliver 1979	³H-TdR	Schwein	Rückenhaut

Tabelle 8. Maximum der Proliferation epidermaler Basalzellen nach Verletzung der Haut im Schrifttum. *³H-TdR* ³H-Thymidin

Überlebenszeit [h]	Autoren	Methoden	Spezies	Topographie
23	Hennings u. Elgjo 1970	³H-TdR	Nackte Maus	Rückenhaut
36–48	De Vito 1965	Ohne nähere Angaben		
48	Oliver 1979	³H-TdR	Schwein	Rückenhaut
96	Block et al. 1963	³H-TdR	Ratte	Bauchhaut
	Hell u. Cruickshank 1963	³H-TdR	Meerschwein	Ohr
30–60	Christophers u. Braun-Falco, 1967	³H-TdR	Meerschwein	Ohr
96	Oehlert u. Block 1962	³H-TdR	Ratte	Bauchhaut

Mitotische Teilungen (vgl. Pinkus 1952: Maximum nach 47 h; Epstein u. Sullivan 1964: Maximum nach 36–48 h) sowie proliferative Aktivität sind beiderseits des Wundrandes gesteigert und lassen sich in einer Entfernung bis zu 300–500 Zellen, gemessen vom Wundrand, nachweisen (Bullough u. Laurence 1960; Block et al. 1963; Hell u. Cruickshank 1963; McMinn 1969), d.h. auf eine Distanz von 3–4 mm. Nach 4 Tagen bereits ist die Proliferation nur noch über einen schmalen Saum entlang dem Wundrand nachweisbar, wobei es sich um eine Breite von ca. 100 Zellen handelt (Block et al. 1963).

Der im Schrifttum aufgeführte Beginn der Proliferation wurde tabellarisch ebenso zusammengestellt (Tabelle 7) wie das beobachtete Maximum (Tabelle 8). Es wird erkennbar, daß offenbar in Abhängigkeit von der Untersuchungsmethode und der Spezies die Ergebnisse deutlich unterschiedlich sind. Der Beginn der Proliferation wird jedoch überwiegend bei 24 h angenommen, das Maximum am 4. Tag. Diese Beobachtung entspricht weitgehend auch eigenen (unveröffentlichten) Befunden nach Schnittverletzung der Rattenohrmuschel, wobei jedoch bereits nach 32 h das Maximum erreicht wurde, das bis zur 72. Stunde aufrechterhalten blieb, um nach 8 Tagen eine Normalisierung der Proliferationsrate zu erreichen.

Ähnlich unterschiedliche Angaben liegen auch zur Frage der Wachstumsgeschwindigkeit vor (Washburn 1960). De Vito (1965) geht davon aus, daß bei der oberflächlichen Wunde der Verschluß der Hautlücken bei einer Wachstumsgeschwindigkeit von 1 mm^2/Tag stattfindet. In kleinen Wunden erfolgt jedoch offenbar ausschließlich eine Migration der epidermalen Basalzellen ohne Proliferation (Bullough 1966) bzw. eine Proliferation nach 20 h und Migration nach 24 h Überlebenszeit (Viziam et al. 1964). Handelt es sich um eine durchgehende tiefgreifende Wunde, besteht innerhalb der ersten 3–5 Tage kaum Migration, bis sich Granulationsgewebe am Wundrand gebildet hat, das anschließend epithelialisiert wird. Es entsteht ein dichter Kontakt zwischen den migrierenden Epithelzellen und den Zellen des Wundbettes, wobei zwischen den Schichten kein Fibrin und kein Blutgerinnsel liegt.

2.3.1.3 Wachstumsinduktion

Folgende proliferationsstimulierende Faktoren (mitogene Faktoren), die auch auf die Epidermiszellen einwirken sollen, werden beschrieben:

- Nervenwachstumsfaktor („nerve growth factor" – Li et al. 1980b);
- Epidermiswachstumsfaktor („epidermal growth factor" durch In-vitro-Experimente – Marks 1981 – bzw. neuerdings auch durch In-vivo-Experimente gesichert – Brown et al. 1989);
- Fibroblastenwachstumsfaktor („fibroblast growth factor" – Buntrock et al. 1984; Phan et al. 1987);
- zyklische Nukleotide (mitogene Funktion nicht gesichert – Marks 1981);
- Mediatoren: PG$_1$, PG$_2$ (Marks 1981);
- Proteinasen (Scher 1987);
- Thrombin und Prothrombin (Buchanan et al. 1978);

– durch Thrombozyten freigesetzter Wachstumsfaktor („platelet derived growth factor" – Heldin et al. 1979; Antoniades u. Hunkapiller 1983; Ross et al. 1979).

Schließlich wird angenommen, daß auch die Makrophagen einen Wachstumsfaktor produzieren (Ross et al. 1979), der jedoch besonders die Fibroblasten stimulieren soll.

Es wird ferner davon ausgegangen, daß nicht ausschließlich wachstumsinduzierende Faktoren vorliegen (vgl. Abb. 14), sondern daß bei der Wundheilung auch der Wegfall von Hemmfaktoren, sog. Chalone, zum Tragen kommt (Iversen 1981). Insbesondere Bullough u. Laurence (1960) und Bullough (1966, 1973) gehen davon aus, daß durch das Entfernen von Epidermiszellen bei Wundsetzung die von diesen produzierten Chalone wegfallen und damit deren Hemmwirkung – im Sinne einer negativen Feedbackantwort – zur Wirkung kommt. Im einzelnen gibt Bullough (1973) an: Zunächst werden Prochalone gebildet, und anschließend werden Chalone in der Zelle freigesetzt. Die Chalone werden zur Zielzelle weitertransportiert und agieren an der Plasmamembran der Zielzelle (Rytömaa 1976).

Roels (1981) geht ferner davon aus, daß die Chalone als Pressoren funktionieren und an einem spezifischen Gen agieren; Chalone können angeblich sekundär eine antimitotische Substanz freisetzen. Im Zellzyklus werden die Zellen gehemmt, die sich in der G_1-Phase, etwa 9–12 h vor Eintritt in die DNS-Synthese, und in der G_2-Phase, unmittelbar vor Eintritt in die Mitosephase, befinden (Rohrbach 1975). Generell handelt es sich um eine gewebeeigene Inhibition potentiell proliferationsbereiter Zellen durch inhibitorische Signale. Die Chalone wurden aus zahlreichen Zellen und Geweben bereits extrahiert, u.a. auch aus der Epidermis. Hierbei handelt es sich um eine zwar nicht speziesspezifische, aber organspezifische Hemmsubstanz (Rohrbach 1975).

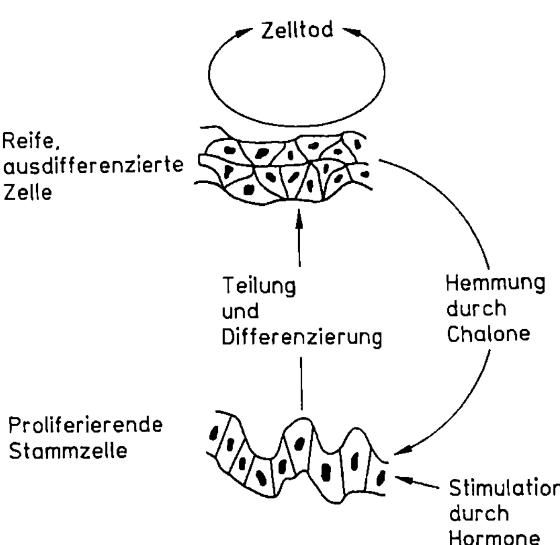

Abb. 14. Induktion und Hemmung der Proliferation von Epidermiszellen

2.3.1.4 DNS-Synthese

Der Nachweis einer DNS-Synthese am Leichenmaterial mittels autoradio-graphischer Methoden wurde zunächst als unmöglich bezeichnet (Beneke 1972). Zwischenzeitlich erfolgten Untersuchungen an der Leichenhaut (Schellmann 1981; Oehmichen u. Zilles 1984), wonach die epidermalen Basalzellen über einen langen Zeitraum auch postmortal DNS synthetisieren. In einer umfangreichen Untersuchung konnten Oehmichen et al. (1988a–c) zeigen, daß die Anzahl radioaktiv-markiertes Thymidin inkorporierender basaler Epidermiszellen der ungeschädigten Haut bei Lagerung der Leiche unter Kühlschranktemperaturen über ein Zeitintervall von mehr als 70 h weitgehend unverändert bleibt und mit der Inkorporationsrate bei lebenden Menschen weitgehend identisch ist. Es zeigten sich keine signifikanten Unterschiede bezüglich Geschlecht, Alter und Topographie.

Eine postmortal nachweisbare Proliferation setzt einen O_2-Stoffwechsel der Zellen auch während des postmortalen Intervalls voraus. Ein derartiger O_2-Stoffwechsel konnte von Berg (1972) auch an der Leichenhaut nachgewiesen werden; er stellte den O_2-Verbrauch in eine Korrelation mit dem Einbau von ^{35}S-Sulfat von Fibroblasten der ungeschädigten Leichenhaut.

Unter diesen Umständen war es naheliegend festzustellen, ob die intravital entstandene, fehlende Hemmwirkung bzw. die vital entstandene Proliferations-induktion im Sinne einer postmortal sich darstellenden Triggerwirkung am Wundrand nachweisbar wird. In eigenen experimentellen Untersuchungen an Ratten konnte einerseits die Proliferationsinduktion bestätigt werden, anderer-seits wurde auch nach Lagerung des Kadavers der Ratte für 24 h unter Kühlschrankbedingungen ein nahezu identischer Prozentsatz DNS-synthetisie-render, epidermaler Zellen beobachtet (unveröffentlicht).

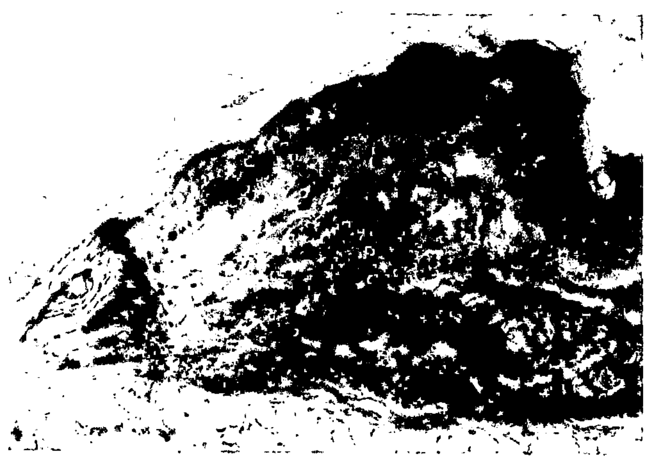

Abb. 15. Proliferative Aktivität basaler Epidermiszellen nach Schnittverletzung (Ohrmuschel der Ratte). Erkennbar wird die große Anzahl an dunkelbraun sich anfärbenden, bromdeoxyuridin-enthaltenden Basalzellkernen (Hämalaun; Vergr. 500:1)

Dieser Nachweis erfolgte in systematischen Untersuchungen nicht mehr durch Nachweis des Einbaus von ^{3}H-Thymidin, sondern von Bromdeoxyuridin (BrdU), einer thymidinanalogen Substanz, die anstelle des Thymidins in die DNS eingebaut wird und die mittels monoklonalem Antikörper immunhistochemisch nachweisbar ist (Oehmichen u. Schmidt 1988). Mit dieser Methode konnte festgestellt werden (Abb. 15), daß eine signifikante Zunahme DNS-synthetisierender Basalzellen in der Ohrmuschel der Ratte nach 24 h Überlebenszeit zu beobachten war – sowohl bei Biopsieentnahme sofort nach Eintritt des Todes sowie bei Biopsieentnahme nach 24-h-Lagerung des Rattenkadavers unter Kühlschranktemperaturen. Es wird nach 32 h Überlebenszeit ein Plateau mit einem um das 3- bis 5fach erhöhten Prozentsatz DNS-synthetisierender Basalzellen erreicht, das noch bis 72 h aufrechterhalten bleibt. Ähnliche Ergebnisse konnten bei ersten Untersuchungen an menschlichen Hautwunden gewonnen werden, die diese Beobachtungen bestätigen.

Es ist davon auszugehen, daß bereits zu Lebzeiten, d.h. während intakter Durchblutung, eine Wachstumsinduktion erfolgt, die postmortal weiterwirkt. Prinzipiell läßt sich der Vorgang auch in ein Modell einordnen, das den Ausfall des Hemmfaktors, der Chalone, zugrunde legt. Am ehesten ist anzunehmen, daß die Basalzellen Rezeptoren – sowohl für Mitogene als auch für Chalone – enthalten, die vital besetzt werden bzw. frei bleiben, so daß auch bei ausbleibender Zufuhr weiterer Mediatoren die Zellen in dem einmal induzierten Wachstumsprozeß verharren.

2.3.1.5 RNS-Synthese

Bereits Washburn (1960) wies darauf hin, daß Epidermiszellen aktiv intrazytoplasmatisch Protein synthetisieren, nachweisbar durch große Mengen zytoplas-

Abb. 16. Zunahme der RNS-Synthese in Epidermiszellen nach Schnittverletzung (Ohrmuschel der Ratte), nachgewiesen durch Autoradiographie nach In-vitro-Inkubation einer Hautstanze in einer Lösung, die ^{3}H-Cytidin enthielt (Schnittwunde am rechten Abbildungsrand; Hämalaun; Vergr. 500:1)

matischer Ribonukleinsäure (RNS). Nach Wundsetzung kommt es zusammen mit erhöhter mitotischer Aktivität auch zu einer Zunahme der RNS-Synthese (Clement-Noel 1944; Washburn 1954; s. auch Scothorne u. Scothorne 1953; Biesele 1944). Man geht davon aus, daß unter normalen Umständen die RNS-Synthese der Basalzellen abhängig von der proliferativen Aktivität ist, während die der darüberliegenden Epidermisschichten abhängig vom Ausmaß der Keratinisation ist. Mit histochemischen Methoden konnte Brachet (1942) einen RNS-Gradienten in der mechanisch geschädigten Epidermis nachweisen: er fand einen höheren RNS-Gehalt der Basalzellen im Vergleich zu den Zellen des Stratum corneum. Diese Beobachtung wurde von Hardy (1952) und Nolte (1947) morphologisch, von J.N. Davidson u. Waymouth (1944) biochemisch bestätigt.

Auch hier stellt sich die Frage, ob eine RNS-Synthese postmortal stattfindet und nachweisbar ist. Wie Oehmichen u. Zilles (1984) feststellten, besteht prinzipiell die Möglichkeit, durch In-vitro-Inkubation von Hautstanzen RNS-Synthese unter Verwendung radioaktiver RNS-Vorläufer auch postmortal autoradiographisch nachzuweisen (Abb. 16). Quantitative Untersuchungen zu dieser Frage fehlen jedoch bisher, sowohl zum Problem der physiologischen RNS-Synthese – insbesondere unter den Bedingungen an der Leiche – als auch zum Problem der veränderten Verhältnisse unter dem Aspekt der Wundheilung bei gleichzeitiger Berücksichtigung des postmortalen Intervalls.

2.3.2 Mastzellen

Das Knochenmark ist bei erwachsenen Tieren – wie auch beim Menschen – die Quelle der Mastzellvorläufer (Siraganian 1988). Der Vorläufer verläßt das Knochenmark und differenziert sich im Gewebe. Die Vorläuferzelle proliferiert offensichtlich im Gewebe, bevor eine Differenzierung zur Endzelle erfolgt.

2.3.2.1 Nachweisbarkeit

Mastzellen sind nur mit ausgewählten Färbungen nachweisbar, die z.T. auf der Metachromasie der intrazytoplasmatischen Granula fußen, z.T. auf dem spezifischen Enzymbesatz (vgl. u.a. Enerbäck et al. 1986). So lassen sich Mastzellgranula einerseits durch Toluidinblau, Thionin, Alcian-Blau usw. darstellen, andererseits u.a. aufgrund ihrer Aktivität der Naphthol-AS-D-Chlorazetat-Esterase (Leder 1964) bzw. der Aminopeptidase (Schauer 1964) oder auch aufgrund ihres Gehaltes an Proteinasen, Proteinaseinhibitoren, biogenen Aminen, Rezeptoren für IgE usw. Sind die Granula ausgeschleust (degranuliert), entzieht sich die Zelle praktischer Nachweisbarkeit: Sie ist nur durch ihre Expression von IgE-Rezeptoren erfaßbar (Enerbäck u. Norrby 1989).

2.3.2.2 Funktion während der Wundheilung (Abb. 17)

Lokale Mastzellen werden, wie bereits erwähnt, v.a. durch Thrombozyten (Nachman 1973; Nachman u. Weksler 1980) und Granulozyten u.a. zur Freisetzung von Mediatoren stimuliert. Bei den Mediatoren handelt es sich um in Granula gespeicherte Mukopolysaccharide (Asboe-Hansen 1950) und biogene

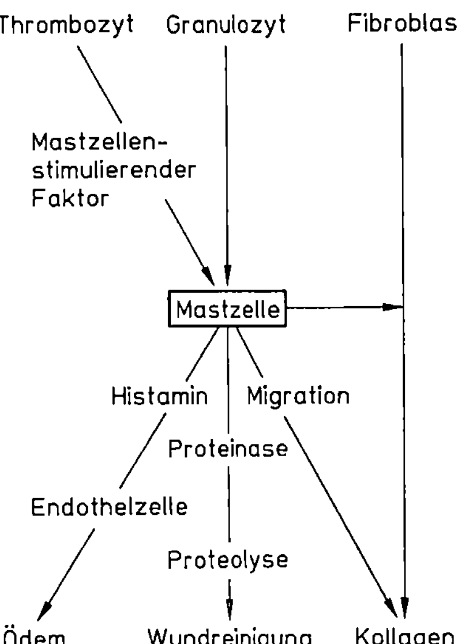

Abb. 17. Mastzellenstimulierende Faktoren sowie die Funktion von Mastzellen im Rahmen der Wundheilung

Amine (Schauer 1964), besonders um Histamin (Marks et al. 1986), sowie um proteolytische Enzyme und Proteinaseinhibitoren (s. oben).

Das morphologische Äquivalent einer Histaminfreisetzung ist die Degranulation von Mastzellen, wie sie auch im Paraffinschnitt nachweisbar wird (Benditt et al. 1954; Fawcett 1955; Schauer 1964), nicht nur als Folge einer Stimulierung der IgE-Rezeptoren, sondern auch durch mechanische Einwirkung (Wegelius u. Asboe-Hansen 1956; Berg et al., 1968). Eine Degranulation kann jedoch auch durch zahlreiche andere Stimuli induziert werden, z. B. durch Alkohol (Galli et al. 1987), Morphin, Tubocurarine, Dextran und Chymotrypsin (Siraganian 1988), so daß nur eine lokale, auf den wundrandbeschränkte Degranulation als Folge einer lokalen Einwirkung interpretiert werden kann. Ferner muß darauf hingewiesen werden, daß es sich bei den Mastzellen um eine heterogene Zellpopulation handelt (Befus et al. 1986), so daß eine Interpretation der Zahl von Mastzellen immer auch abhängig von der Darstellungs- bzw. Markierungsmethode ist.

Die Mastzellen selber stimulieren die Fibroblasten zur Kollagenproduktion; ferner wird durch freigesetztes Histamin die Permeabilität der Endothelzellen gesteigert, so daß als Folgeerscheinung ein Ödem eintritt. Durch das Histamin soll ferner auch die Mastzellproliferation selbst stimuliert werden (Schilling 1976). Durch freigesetzte proteolytische Enzyme kommt es schließlich zur Nekroseauflösung, so daß die durch Mastzellen freigesetzten Enzyme die Wundsäuberung unterstützen. Sie setzten aber ebenso auch Proteinaseinhibitoren frei, die ihrerseits das Ausmaß der Kollagendegradation modellieren (vgl. S. 12 f., 57 ff.). Schließlich induzieren Fibroblasten ihrerseits Mastzellen zur Granulasynthese (Davidson et al. 1986). Man geht davon aus, daß sich die durch Proliferation in Wundnähe vermehrenden Mastzellen in Richtung Granulationsgewebe bewegen (= migrieren; s. Wichmann 1955; Arizono et al. 1987).

2.3.2.3 Mastzellen und Wundaltersschätzung

Eine massive Mastzellentspeicherung konnten Berg u. Elbel (1969) bei subkutaner Blutung des Menschen frühestens nach 2–4 h beobachten; bei der Ratte trat die Entspeicherung nach ca. 4 h ein (Berg et al. 1968). Eine Einzelzellentspeicherung ist jedoch in der Regel sehr viel früher zu beobachten (Abb. 18), z.B. bereits beim Erhängen in der Strangmarke. Diese Beobachtung wird durch experimentelle Untersuchungen gestützt: Bereits nach 2,5 min kann beim Menschen (Kälteurtikaria) eine Histaminfreisetzung beobachtet werden, mit Gipfel nach 4 min (Kaplan u. Beaven 1976).

In Abhängigkeit vom Alter der Wunde findet sich eine unterschiedliche Mastzelldichte im Wundbereich. Nach einer vorübergehenden Abnahme der Zelldichte innerhalb der ersten 24 h kommt es nach 48 h zu einer Zunahme, mit Gipfel am 8.–10. Tag (Wichman 1955; vgl. Abb. 19); eine Normalisierung der Mastzellzahl tritt erst am 32. Tag ein (s. auch Miller u. Whitting 1965).

Diesen zytometrischen Untersuchungen unschwer zuzuordnen sind die neueren Befunde von Arizono et al. (1987), die eine Mastzellproliferation bei Infektion mit Nippostrogylus brasiliensis mittels Bromdeoxyuridin (BrdU) nachwiesen. Diese Autoren fanden ein Maximum der DNS-Synthese am 12. Tag der Infektion, mit einer Erhöhung des Markierungsindexes um das 500fache: von 0,3 % ($\pm$ 0,3) auf 15,9 % ($\pm$ 12,9 %).

In eigenen Untersuchungen (Oehmichen u. Cröpelin 1990) konnte mit Hilfe der BrdU-Markierung im Rattenmodell eine Zunahme DNS-synthetisierender Zellen nach Schnittverletzung beobachtet werden, die bei In-vivo-Entnahme der Biopsie nach 48 h signifikant wurde und über ein Zeitintervall von mehr als 8 Tagen nachweisbar blieb, um nach 32 Tagen wieder den Normbereich zu erreichen. Es zeigte sich jedoch, daß nach Lagerung der Rattenkadaver für 24 h unter Kühlschrankbedingungen der Anteil DNS-synthetisierender Mastzellen ver-

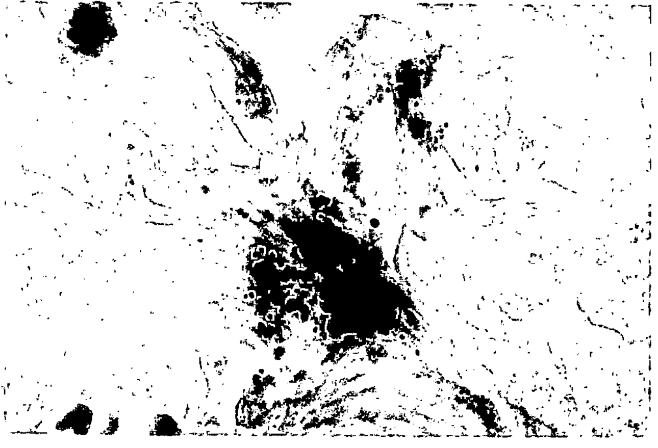

Abb. 18. Degranulierende Mastzelle mit zahlreichen freigesetzten Granula in der Umgebung des Zelleibes (Naphthol-AS-D-Chlorazetat-Esterase – ohne Kernfärbung; Vergr. 1200:1)

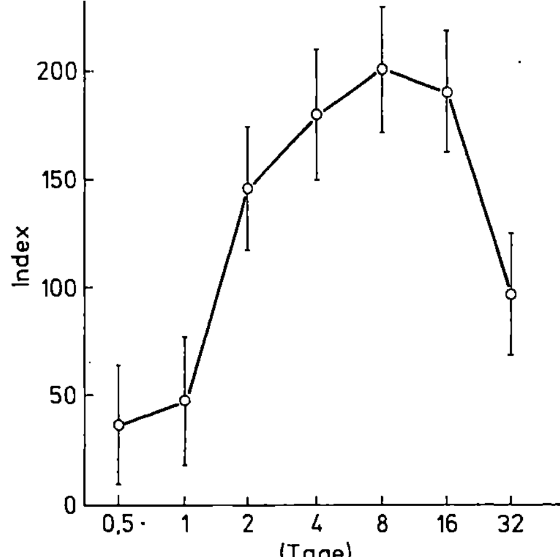

Abb. 19. Mastzelldichte am Wundrand in Abhängigkeit von der Überlebenszeit. (Mod. nach Wichman 1955)

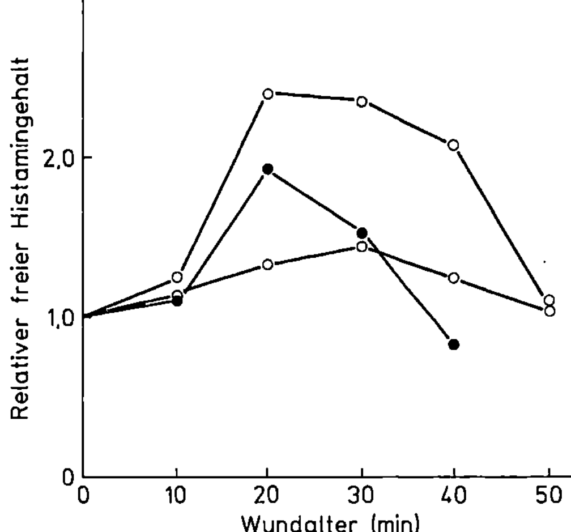

Abb. 20. Konzentration des relativen freien Histamins am Wundrand in Abhängigkeit vom Wundalter. (Aus Raekallio 1973)

gleichsweise geringer war, offenbar infolge einer mangelhaften Diffusion von Sauerstoff in die tieferen Hautschichten. Entsprechend ist davon auszugehen, daß die postmortal zu erhaltenden Informationen über die Proliferationsaktivität der Mastzellen nicht mit In-vivo-Vorgängen vergleichbar sind und daher zytokinetische Daten der Mastzellproliferation nicht für die Wundaltersbestimmung einer Leiche herangezogen werden können.

Biochemisch wurde am Wundrand als Folge der Degranulation der Mastzellen eine Zunahme des freien Histamins nachgewiesen, ein Phänomen, das erstmals von Fazekas u. Viragos-Kis (1965, 1971) für die Vitalitätsbestimmung genutzt und später von Berg et al. (1968), Merli et al. (1969) sowie Raekallio u. Mäkinen (1966, 1970) bestätigt wurde (vgl. Abb. 20). Bereits Schayer (1961, 1962) konnte feststellen, daß bei unverändertem Gesamthistamin das freie Histamin Stunden nach Traumatisierung erhöht ist. Heute kann als gesichert angesehen werden, daß eine deutlich erhöhte Konzentration des freien Histamins bereits in der Zeit zwischen 5 und 15 min nach Traumatisierung auftritt (Berg et al. 1968; Berg u. Bonte 1971). Erhöhte Werte für freies Histamin konnten bereits in der Strangfurche angetroffen werden und gelten seit den ersten Untersuchungen von Fazekas u. Viragos-Kis (1965) als vitale Reaktion bei dem Erhängungstod. Eine Anreicherung von Histamin in der Strangmarke wurde auch mittels histochemischer Methoden nachgewiesen (Sivaloganathan 1982); in eigenen Versuchen konnten die letztgenannten Beobachtungen jedoch bisher nicht bestätigt werden.

Berg et al. (1968) untersuchten u.a. die Abhängigkeit der Histaminkonzentration vom postmortalen Intervall sowie ihre Abhängigkeit von der Topographie. Die Autoren weisen ferner darauf hin, daß es auch negative Histaminwerte beim Tod durch Erhängen gibt, deren Vorkommen allerdings Fazekas u. Viragos-Kis (1971) verneinen. Demgegenüber soll die Serotoninkonzentration immer erhöht sein (vgl. S. 19). Generell gilt hier jedoch, daß immer sowohl individuelle als auch topische Differenzen existieren, so daß nur eine *relative* Bestätigung durch Vergleich mit ungeschädigter Haut identischer Lokalisation zu werten ist. Dabei wird eine Differenz von mehr als 5 µg/g als Grenzwert angegeben.

Berg u. Bonte (1971) konnten feststellen, daß ein Serotoninanstieg bei gleichzeitigem Histamindefizit im Wundrand besonders bei perakutem Agonieverlauf eintritt, d.h. wenn ein Kreislaufstillstand bereits innerhalb von 5 min nach Traumatisierung eingetreten ist. Etwas länger überlebte Verletzungen mit Wundalter von 5–15 min zeichnen sich demgegenüber dadurch aus, daß die Histaminwerte in der Regel über den Serotoninwerten liegen. Bei Überlebenszeiten von 15– 60 min ist der Histamingehalt am Wundrand zwar noch erhöht, liegt nun aber wieder unter dem Serotoninwert.

2.3.3 *Fibroblasten*

2.3.3.1 Herkunft

Seit langem wird um die Frage gestritten, ob die Fibroblasten lokal proliferierende Mesenchymzellen oder eingewanderte (mesenchymale) Blutzellen sind. Eine Reihe von Autoren geht davon aus, daß die Blutmonozyten sich in Fibroblasten verwandeln können, so daß die in der Wunde auftretenden Fibroblasten – mindestens z.T. – von den Blutmonozyten abstammen (Allgöwer 1956; Gillman u. Wright 1966; Ross 1968; Ross et al. 1970; Oehmichen 1973; Marks 1981). Eine andere Autorengruppe geht demgegenüber von der Hypothese aus, daß die Fibroblasten dem lokalen Mesenchym entstammen (D.W.H. Barnes et al. 1971; Silver 1973). Aus den letzten Jahren spricht v.a. folgendes Experiment für diese letzte Hypothese: Nach Knochenmarktransplantation wurden die Fibroblasten im Knochenmark untersucht: Sie wiesen das Geschlecht des Empfängers auf, während in den Blutzellen das Geschlecht des Spenders nachweisbar wurde (Golde et al. 1980).

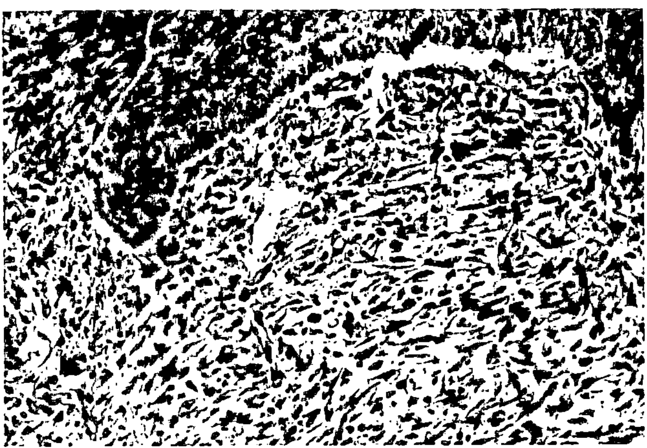

Abb. 21. Nachweis von Fibroblasten mit Hilfe von Antikörpern gegen Vimentin nach Schnittverletzung der Ohrmuschel der Ratte (Hämalaun; Vergr. 500:1)

2.3.3.2 Nachweisbarkeit

Eine gewisse Schwierigkeit liegt in der Identifikation von Fibroblasten: Erst durch elektronenmikroskopische Untersuchungen (Gieseking 1963; Ross 1968) konnten die Zellen als eigene Zellpopulation sicher identifiziert werden. In den letzten Jahren erfolgt die Identifikation überwiegend durch Nachweis der Expression von Vimentin (Abb. 21), einem Intermediarfilament, das mit immunhistochemischen Methoden auch am Paraffinschnitt nachweisbar ist (Altsmannsberger et al. 1986; Altsmannsberger 1988). Des weiteren konnte festgestellt werden, daß die Fibroblasten ein Oberflächenglykoprotein aufweisen („fibroblast surface glykoprotein" = FSG), das als Aminopeptidase M identifiziert wurde (Verlinden et al. 1981). Die Aminopeptidase wurde in Fibroblasten nachgewiesen (G.J. Spector 1977) und kann als zytochemischer Fibroblastenmarker angesehen werden (Ross 1968).

2.3.3.3 Funktion während der Wundheilung (vgl. Abb. 22)

Die Fibroblasten am Wundrand sind durch folgende Fähigkeiten gekennzeichnet:

1. Steigerung der Enzymaktivität,
2. Migration,
3. Proliferation,
4. Transformation,
5. Synthese von Proteoglykanen, Fibronektin und Kollagen.

Die *Aktivierung* erfolgt offenbar durch Fibrin bzw. Fibrinspaltprodukte, Wachstumsfaktoren, Thrombozyten und Makrophagen. Bereits während der ersten 2– 3 h konnte Raekallio (1965) eine Aktivierung der Fibroblasten durch Zunahme

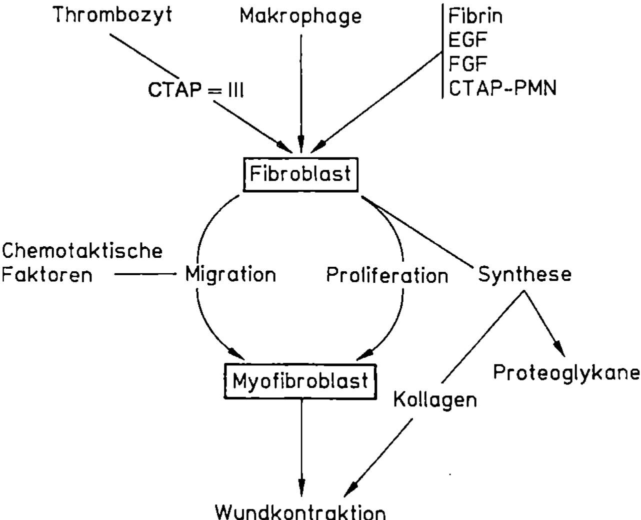

Abb. 22. Fibroblastenstimulierende Faktoren sowie die Funktion von Fibroblasten im Rahmen der Wundheilung. *EGF* mitogener Faktor für Epidermiszellen („epidermal growth factor"), *FGF* mitogener Faktor für Fibroblasten („fibroblast growth factor"), *CTAP-PMN* mitogener Faktor für Fibroblasten, produziert durch polymorphkernige Leukozyten („connective tissue activating peptide"), *CTAP-III* mitogener, von Thrombozyten freigesetzter Faktor („connective tissue activating peptide III")

der Enzymaktivität am Wundrand nach stumpfer Gewalteinwirkung beim Meerschweinchen und Menschen beobachten. Es kam zu einer Zunahme der Aktivität der Adenosintriphosphatase (= ATPase), der Aminopeptidase sowie der unspezifischen Esterase. Auf die Aktivierung wird unten gesondert eingegangen (vgl. S. 54f.).

Die *Migration* (vgl. Übersicht: Bretscher 1988) beginnt offenbar vor der Proliferation, wie in In-vitro-Experimenten gezeigt werden konnte: Die Zellteilung stellt somit also nicht die Voraussetzung der Migration dar (Stewart et al. 1979). Der Nachweis aktiv migrierender Fibroblasten erfolgt sowohl in vitro als auch in vivo (Baum 1971; Abercrombie et al. 1977), wobei dem Kollagen die wesentliche chemotaktische Rolle zugesprochen wird (Kollagentypen I, II und III) sowie den vom Kollagen abstammenden Peptiden (Postlethwait et al. 1978; Chiang et al. 1978) – insbesondere dem Fibronektin – sowie auch dem Komplement (C5a), dem Elastinpeptid und den Lymphokinen (Dohlmann u. Götzle 1985).

Erste Fibroblasten erscheinen nach Beobachtungen von Stearns (1940) 2–5 Tage nach der Wundsetzung; Ross u. Benditt (1961) beobachteten die Migration innerhalb eines Intervalles von 2–3 Tagen. Offenbar wandern die Fibroblasten mit einer Geschwindigkeit von 0,19 mm/Tag (Stearns 1940).

Die *Proliferation* der Fibroblasten wird offenbar ganz wesentlich durch Fibrin und Thrombin (Pohl et al. 1979) bzw. Serotonin (Boucek u. Alvarez 1969) induziert. Es wurde festgestellt, daß die Thrombozyten einen Faktor freisetzen, der als „connective tissue activating peptide III" (CTAP-III) bezeichnet wird, ein mitogener Faktor (Castor 1981; Pierce et al. 1988). Ferner konnte in der Zellkultur nachgewiesen werden, daß menschliche Monozyten einen löslichen Faktor freisetzen, der Fibroblasten zur Proliferation stimuliert (De Lustro et al. 1980), eine Beobachtung, die durch andere Autoren bestätigt wurde (Leibovich u. Ross 1976; Leslie et al. 1984). U.A. wurden die von Makrophagen freigesetzten Prostaglandine, Lymphokine und Monokine als Faktoren identifiziert, die die Proliferation der Fibroblasten stimulieren. Schließlich wurde bereits 1970 festgestellt, daß bereits die simple Zugabe von Humanserum zur Fibroblastenzellkultur deren Proliferation induziert (Wiebel u. Baserga 1969).

Castor (1981) wies in Fibroblasten ferner Rezeptoren für den „epidermal growth factor" (EGF) sowie für den „fibroblast growth factor" (FGF) nach, deren physikochemische Eigenschaften und Funktionen bereits im Detail bekannt sind (Schweigerer 1988). Castor vermutet ferner, daß die Fibroblasten auch einen Rezeptor für den „polymorphonuclear leukocyte growth factor" (CTAP-PMN) aufweisen.

Vor allem durch die Arbeitsgruppe Gabbiani wurde die Frage der *Transformation* von Fibroblasten zu Myofibroblasten untersucht. Zunächst wurde festgestellt, daß offenbar den Fibroblasten eine Kontraktionsfähigkeit zugesprochen werden kann (Gabbiani et al. 1971). Später wurde eine Konversion von Fibroblasten in kontraktile Elemente, sog. Myofibroblasten, durch Änderung der Struktur, der biochemischen Zusammensetzung und der immunologischen und funktionellen Charakteristika beschrieben (Gabbiani 1977). Fibroblasten entwickeln ein intrazelluläres Neoantigen, welches in gleicher Weise in der glatten Muskulatur nachweisbar wird (Hirschel et al. 1971): Aktin und Myosin (Gabbiani u. Rungger-Brändle 1981). Eine Diskriminierung der Fibroblasten von Myofibroblasten kann mittels Antiserum gegen glatte Muskelzellen vorgenommen werden (Gabbiani et al. 1972); eine rein strukturell-morphologische Differenzierung ist demgegenüber mittels Lichtmikroskopie nicht möglich (Hofmann u. Goger 1976).

Die wesentliche Aufgabe der Myofibroblasten liegt in ihrer Fähigkeit zur Kontraktion, die besonders im Rahmen der Endphase der Wundheilung von wesentlicher Bedeutung ist. Am Ende des Wundheilprozesses erfolgt eine Rückverwandlung (Transformation) der Fibroblasten in Fibrozyten, allerdings offenbar erst 84 Tage nach der Wundsetzung (Williams 1970).

Als wesentliche Aufgabe der Fibroblasten während der Wundheilung ist ferner die Freisetzung von Proteoglykanen, Fibronektin sowie die Kollagensynthese anzusehen (Übersicht: Uitto et al. 1989), worauf unten ausführlich eingegangen werden soll. Den Fibroblasten wird ferner die Freisetzung eines Faktors zugesprochen, der die Endothelproliferation induziert (Birdwell u. Gospodarowicz 1977). Fibroblasten setzen schließlich Prostaglandin E_2, und Kollagenase frei (Dohlmann u. Götzle 1985).

2.3.3.4 Fibroblasten und Wundaltersschätzung

Die Bedeutung der Fibroblasten für die Wundaltersschätzung ist ähnlich groß wie das Funktionsspektrum, das ihnen entsprechend den oben (und unten) gemachten Angaben zugesprochen wird.

Migration und Proliferation: Der Zeitablauf der Fibroblastenmigration und -proliferation in der Hautwunde wurde von Hirvonen (1968) untersucht unter besonderer Berücksichtigung der mechanischen Verletzung des Fettgewebes. Erste einwandernde Fibroblasten beobachtete er – jedoch ohne Zellmarkierung – 1–2 h nach Wundsetzung. Ross u. Benditt (1961) beschreiben demgegenüber das erste Erscheinen von Fibroblasten in Hautwunden nach 24 h. Ebenso wurde von De Vito (1965) eine Vermehrung der Fibroblasten erst nach 24 h am Wundrand beobachtet, mit Maximum nach 72 h, eine Beobachtung, die durch Befunde von Cottier et al. (1976) prinzipiell bestätigt wird, wonach jedoch das Maximum proliferierender Fibroblasten erst am 7. Tag auftrat. De Vito wies ferner darauf hin, daß die Proliferation im subkutanen Gewebe deutlich ausgeprägter als in der Kutis ist. Untersuchungen zur Proliferation bei postmortaler Biopsieentnahme liegen bisher nicht vor. Sollten sich jedoch die Fibroblasten in dieser Hinsicht identisch wie die Mastzellen verhalten, dürften kaum kinetische Daten erhalten werden, die für eine Wundaltersbestimmung an der Leiche von Bedeutung sind.

RNS-Synthese: Bekanntermaßen werden adaptive und induktive Fermentaktivierung und Synthese durch Zunahme des RNS- und DNS-Gehaltes der Zellen eingeleitet und vorbereitet (Lindner 1967). Bereits mit bausteinchemischen Methoden zum Nachweis von Ribonukleoproteiden ist die Synthese der Matrixribonukleoproteide für die Synthese der Fermenteiweiße nachweisbar, v.a. in Fibroblasten.

Über den Zeitablauf der RNS-Synthese liegen jedoch nur wenige Untersuchungen vor. Buris (1974) untersuchte die RNS-Synthese in der Muskulatur und fand eine Zunahme des Einbaus bereits 15 min nach Traumatisierung, wobei er ^{3}H-Uracyl als Marker verwendete. Lorup (1977) wies den ^{3}H-Uridin-Einbau in Fibroblasten nach und konnte einen Beginn nach 6 h, einen Gipfel nach 36 h und eine Normalisierung nach 72 h beobachten.

Für die postmortale Nachweisbarkeit der RNS-Synthese auch der Fibroblasten liegen bisher keine quantitativen Untersuchungen vor. Allerdings dürfte auch an postmortal gewonnenem Gewebe ein Nachweis der RNS-Synthese prinzipiell möglich sein (vgl. S. 45f.).

Als Äquivalent einer erhöhten RNS-Synthese kann u.a. auch das Phänomen der Enzymaktivierung gewertet werden.

Enzymaktivierung: Durch Raekallio (1965, 1970) wurde die Enzymhistochemie als Methode zur Vitalitäts- und Altersbestimmung von Wunden eingeführt. Es handelt sich insbesondere um den Nachweis der Adenosintriphosphatase (ATPase), der unspezifischen Esterase sowie der Aminopeptidase, der sauren und alkalischen Phosphatase. Durch Nachuntersuchungen, insbesondere von Berg u. Elbel (1969), Fatteh (1966, 1971), Oya (1970) und Gerlach (1977), wurden die Befunde im wesentlichen bestätigt. Es wurde festgestellt, daß innerhalb der ersten 2–3 h eine erhöhte Aktivität der ATPase, Aminopeptidase und unspezifischen Esterasen in den Fibroblasten am Wundrand der Haut nachweisbar ist (Abb. 23): Demarkierend zeigen sie am Rande des nekrotischen kollagenen Bindegewebes der Haut eine erhöhte Enzymaktivität. Demgegenüber ist eine erhöhte Aktivität der alkalischen (Abb. 23a, b) und sauren Phosphatase frühestens nach 5–7 h nach-

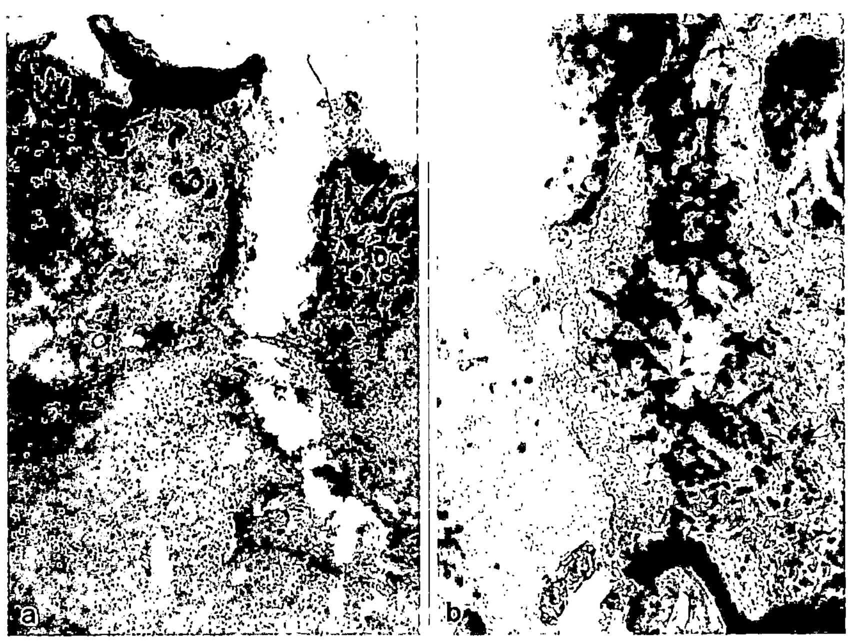

Abb. 23 a, b. Zunahme der Enzymaktivität ortsständiger Fibroblasten am Wundrand unter Aussparung (Demarkierung) des Nekrosebezirkes (unspezifische Esterase – Hämalaun; Vergr.: a 100:1, b 500:1)

weisbar. In Tierexperimenten konnten jeweils um 1 h frühere Zeitintervalle beobachtet werden (Fatteh 1966; Ojala et al. 1969; Oya 1970; Berg 1975).

Die Autoren, insbesondere Raekallio (1970) und Berg (1975), weisen darauf hin, daß bereits vor Enzymaktivierung an der Wundoberfläche – besonders im Corium – ein schmaler Nekrosesaum ohne Enzymaktivität zu beobachten ist, der später im Verlaufe der einsetzenden Enzymaktivierung demarkiert wird (Abb. 23 b). Der Nachweis einer „negativen Zone" wird als sog. negative vitale Reaktion gewertet: Der später sich als nekrotisch erweisende innere Wundsaum wird durch frühen Verlust der Enzymaktivität sichtbar gemacht, ein Phänomen, das im histologischen Schnitt unter Verwendung von Routinemethoden erheblich später nachweisbar wird. Durch Darstellung der Proteinaseinhibitoren besteht offenbar heute die Möglichkeit einer früheren Erfassung des Phänomens „Nekrose" (vgl. S. 13).

Pioch (1968) weist jedoch darauf hin, daß auch frühpostmortale Verletzungen zu einer schwachen Aktivitätserhöhung führen können, was besonders für die unspezifische Esterase gilt, so daß bei diskretem Reaktionsausfall eine Aussage zur Frage der Vitalität nicht möglich ist.

Zweifelsfrei kann man Berg (1975) zustimmen, daß die Darstellung der Enzymaktivität für die Frage der Wundaltersbestimmung, insbesondere bei Wunden der Kutis, von großer Bedeutung sind. Bei Verletzungen der Subkutis stellt sich demgegenüber häufig die zelluläre Reaktion ebenso schnell, wenn nicht sogar schneller, ein als eine Zunahme der Enzymaktivität (vgl. Hou-Jensen 1968; Ojala et al. 1969).

In den 60er und 70er Jahren wurde ferner versucht, die Enzyme auch elektrophoretisch darzustellen. Derartige Untersuchungen wurden erstmals von Raekallio u. Mäkinen (1967, 1971) durchgeführt, später mittels Diskelektrophorese mit Polyacrylamidgel (Manning u. Di Pasquale 1967) und mittels isoelektrischer Fokussierung (Jarecki et al. 1969, 1970; Bonte u. Herrmann 1978). Auf diese Weise konnte eine Quantifizierung vorgenommen werden, wobei die unspezifische Esterase mittels isoelektrischer Fokussierung bereits nach 5 min Überlebenszeit in erhöhter Konzentration erfaßt werden konnte und sich damit als vitale Reaktion interpretieren ließ.

Wie bereits erwähnt, wird die erhöhte Enzymaktivität v.a. der Zellpopulation der Fibroblasten zugerechnet. In den späteren Phasen ist zweifelsohne v.a. die Emigration von Blutzellen für die erhöhte Aktivität der genannten Enzyme verantwortlich, wobei besonders die alkalische und saure Phosphatase auf die Enzymaktivität der Granulozyten und Makrophagen zurückgeführt werden kann. Unklar ist, ob nicht ein Teil der nachweisbaren Enzyme aus Fibroblasten freigesetzt wird und im Sinne einer Sezernation zu verstehen ist, da eine morphologische Zuordnung zu Zellelementen oftmals nicht hinreichend möglich ist.

Proteoglykansynthese: Proteoglykane sind Makromoleküle, die in unterschiedlichen Mengen in allen Bindegewebsabschnitten nachweisbar werden (Postlethwaite u. Kang 1988). Sie bestehen überwiegend aus amorpher Grundsubstanz, die in den interzellulären und interfibrillären Spalträumen vorhanden sind. Proteoglykane sind ferner komplexe Moleküle, in denen Glykosaminoglykanketten kovalent an das Mittelstück des Proteins spezifisch gebunden sind, wobei der endständige Zucker miteinbezogen ist. Glykosaminoglykane (Hyaluronsäure, Chondroitinsulfat, Heparansulfat, Heparin und Keratansulfat) sind unverzweigte, langkettige, lineare Karbohydratpolymere (Glykane), die aus zahlreichen Disaccharideinheiten zusammengesetzt sind.

Erstmals wurde eine Metachromasie von Orsos (1935a) im Bereich der Wunde beschrieben, die jedoch als Artefakt (Folge einer Dehydratation der Haut?) anzusehen war. Davon zu unterscheiden ist jedoch die echte Metachromasie, die bei vermehrter Freisetzung von Mukopolysacchariden mittels Toluidinblaufärbung oder anderen basischen Farbstoffen in den frühen Stadien der Wundheilung (Sylven 1941) nach Einsetzen der Azidose (Lindner 1962) nachweisbar wird. Diese Beobachtungen wurden von einer Reihe Autoren bestätigt (Literatur vgl. Asboe-Hansen 1950; Washburn 1960). Besonders die Autoren Dunphy u. Udupa (1955) beschrieben, daß die Mukopolysaccharide schnell gebildet und nach 3 Tagen wieder abgebaut werden. De Vito (1955) sowie Hernandez-Richter u. Struck (1970) konnten Proteoglykane erstmals nach einer Überlebenszeit von 24 h in ausreichender Menge beobachten, während Schallock u. Lindner (1957, s.a. Lindner 1962) Proteoglykane bereits 2–4 h nach der Verletzung beschreiben.

Durch zusätzliche Färbemethoden gelang Dunphy u. Udupa (1955) eine weitere Differenzierung: Durch Verwendung der colloidal-iron-technique" von Hale (s. auch Francois 1970) wurde bereits am 1. und 2. Tag nach Wundsetzung eine deutliche Anfärbbarkeit nachweisbar; durch Toluidinblau konnte am 3. Tag eine Metachromasie und mit Hilfe von PAS am 4. Tag eine deutliche Reaktion erkannt werden.

Bereits durch Junge-Hülsing (1965) und später v.a. durch Berg et al. (1974) erfolgte der Nachweis des Einbaus von ^{35}S-Sulfat in die ungeschädigte menschliche Leichenhaut als Hinweis auf eine postmortale Grundsubstanzsynthese. Es fehlen jedoch entsprechende Untersuchungen an Wunden der Haut. Andererseits wurde von Lindner (1967) bereits darauf hingewiesen, daß eine Anreicherung der Proteoglykane auch bei Verletzungen nach dem Kreislaufstillstand zu beobachten ist, so daß ihr Nachweis kein sicherer Indikator der Vitalität darstellen würde.

Extrazelluläres Glykoprotein (Fibronektinsynthese): Die meisten extrazellulären Proteine sind glykolysiert und praktisch als Glykoproteine zu bezeichnen. Die wesentlichen, durch die Fibroblasten synthetisierten Glykoproteine sind sog. Fibronektine. Fibronektine sind an Zelloberflächen und in der perizellulären und interzellulären Matrix sowie in Basalmembranen und einer Vielzahl von Körperflüssigkeiten nachweisbar. Sie sind direkt involviert in die Interaktion von Zellen miteinander sowie mit ihrer extrazellulären Umgebung. Fibronektin wird ferner durch eine Vielzahl von Zellen synthetisiert, wobei es besonders eng mit Fibroblasten, Endothelzellen, Chondrozyten, Gliazellen, Amnionzellen, Myozyten, Thrombozyten und Monozyten (Ruoslathi et al. 1981) assoziiert ist.

Die biologische Aufgabe von Fibronektin ist vielfältig. Es fördert und steuert die Zellbewegung, das Ausbreiten der Zellen und ihre Proliferation. Die Phagozytose durch Makrophagen, Monozyten und Kupffer-Zellen der Leber sowie der Abtransport von nekrotischen Zellen durch das System der mononukleären Phagozyten durch die nichtspezifische opsoninische Aktivität des Fibronektins wurde bereits angesprochen (vgl. S. 31 f.). Diese Aktivität ist für die Wundheilung unerläßlich und ist offenbar vermittelt durch ihre Fähigkeit, mit Fibrin, der C1q-Komponente des Komplements, Aktin und DNS zu interagieren (Postlethwaite u. Kang 1988). Schließlich wird dem Fibronektin eine wesentliche Rolle bei der Organisation der perizellulären und interzellulären Matrix sowie Basalmembranen, besonders bei der Bindung von Kollagen, Proteoglykanen und Zelloberflächen, zugesprochen.

Zur Frage der Abhängigkeit des Nachweises von Fibronektin von der Überlebenszeit einer Wunde liegen bisher keine Untersuchungen vor.

Kollagensynthese (vgl. Abb. 24): Bereits der erste Schritt der Blutgerinnung setzt Kontakte der Thrombozyten mit Kollagen voraus, wodurch die Thrombozyten ATP, Ca^{++}, Serotonin u. a. freisetzen (Duance u. Baily 1981). Im weiteren Verlauf wird das zerstörte Kollagen über Kollagenase zunächst abgebaut, mit der Folge einer erhöhten Ausscheidung von Hydroxyprolinen im Urin.

Die Induktion zur Kollagenneubildung wurde von Hunt et al. (1978) auf die Hypoxie, die Gewebssäuerung und die Laktatakkumulation zurückgeführt, während andere Autoren einen Thrombozytenfaktor (Kohler u. Lipton 1974), einen Makrophagenfaktor (Allison u. Hart 1968; Stirling u. Kakkar 1969; Casey et al. 1976) und einen Lymphozytenfaktor (Postlethwaite u. Kang 1988) beschreiben. In vitro kommt es zu einer Kollagenfaserneubildung nur, wenn

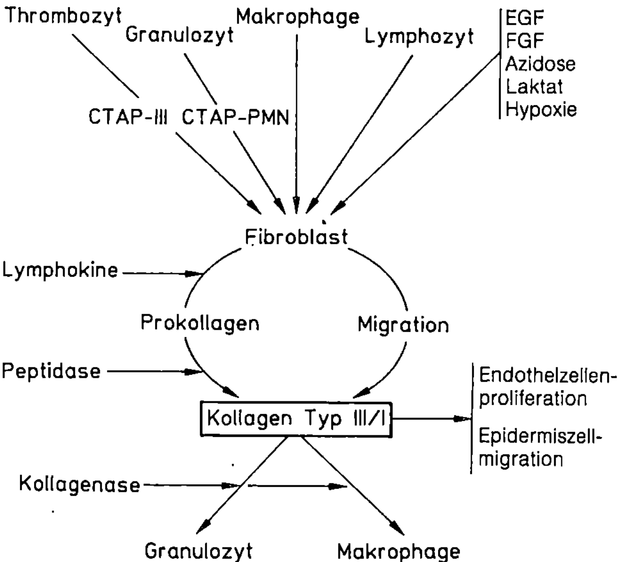

Abb. 24. Synthese von Kollagen, ihre Induktion und Einflußnahme. *EGF* mitogener Faktor für Epidermiszellen („epidermal growth factor"), *FGF* mitogener Faktor für Fibroblasten („fibroblast growth factor"), *CTAP III* mitogener Faktor für Fibroblasten („connective tissue activating peptide"), *CTAP-PMN* mitogener Faktor für Fibroblasten produziert durch polymorphkernige Leukozyten

neben Fibroblasten auch mononukleäre Phagozyten vorhanden sind (Hibbs et al. 1983). Marks (1981) gibt schließlich an, daß der Mechanismus im einzelnen unbekannt ist und verweist u.a. auf die Einwirkung von Fibroblastenchalone.

Heute geht man davon aus, daß innerhalb der Fibroblasten zunächst Prokollagen aus rauhem endoplasmatischem Retikulum in den Golgi-Komplex transferiert und dann in Vesikeln direkt in den Extrazellularraum abgegeben wird, wobei Mikrotubuli und Mikrofilamente involviert sind; extrazellulär wird durch eine Peptidase Prokollagen in Kollagen transferiert (Gabbiani u. Rungger-Brändle 1981). Die Freisetzung von Prokollagen wird offenbar ferner durch Lymphokine stimuliert (Dohlman u. Götzl 1985).

Heute werden mindestens 10 *Kollagentypen* unterschieden (Hein et al. 1985), wobei u.a. Typ I das Hautkollagen darstellt, Typ II das Knorpelkollagen, Typ III das Kollagen der embryonalen Haut, Typ IV das Kollagen der Basalmembran und Typ V das AB-Kollagen, das zellgebunden mit der Basalmembran assoziiert ist.

Über die Entstehung des Kollagens Typ IV (Basalmembrankollagen) sind die Meinungen unterschiedlich. Ein Teil der Autoren geht davon aus, daß es von migrierenden epidermalen Basalzellen gebildet wird, so daß es bereits mit Beginn der Migration vorhanden ist (Oehlert u. Büchner 1961). Dieser Meinung stehen die Untersuchungen von R.A.F. Clark et al. (1982b) gegenüber, die (s. oben) davon ausgehen, daß die Migration auf einer Matrix aus Fibrin und Fibronektin erfolgt und daß Kollagen IV erst nach Beendigung der Reepithelisation der Wunde, also etwa 7–9 Tage nach der Verletzung auftritt.

Der *Abbau des Kollagens* erfolgt im wesentlichen durch Freisetzung von Enzymen aus Granulozyten (Robertson et al. 1972) und Makrophagen (L.M. Wahl et al. 1975; Werb u. Gordon 1975a, b; Werb et al. 1980, 1986) sowie Mastzellen (s. oben), Zelltypen also, die Kollagenasen sowie Proteinasen enthalten. Ferner erfolgt ein Abbau auch intrazellulär, sowohl durch Makrophagen (Ten Cate u. Freeman 1974; Svoboda et al. 1981) als auch durch Fibroblasten (Melcher u. Chan 1981). Das Kollagen ist auch unter physiologischen Bedingungen einem ständigen Turn over unterzogen (De Vito 1965), wobei die Halbwertszeit auf 1–2 Tage bzw. auf 240 Tage geschätzt wird (Gay et al. 1978).

Gabbiani u. Rungger-Brändle (1981) konnten feststellen, daß im *entzündeten Gewebe* Kollagen schneller und in höherer Konzentration synthetisiert wird als in normaler Haut. Das neugebildete Kollagen ist weniger löslich als Kollagen der normalen Haut und entspricht in der Zusammensetzung dem Kollagen der embryonalen Haut (Typ III – Hansen 1975; Andujar et al. 1988). So konnten J.J. Barnes et al. (1976) bei experimentellen Hautwunden an Meerschweinchen nach 10 Tagen einen weit höheren Gehalt an Kollagen Typ III als Typ I finden (s. auch Bailey 1975; Andujar et al. 1988). Dieser Kollagentyp wird solange gebildet, solange Myofibroblasten anwesend sind. Verschwindet diese Zelle aus der Wunde nach 2–3 Monaten, wird nur noch Typ I synthetisiert.

Morphologisch läßt sich im *Elektronenmikroskop* als erste kollagenähnliche Struktur das Tropokollagen nachweisen, wobei es sich um ein Makromolekül handelt, das in 45 M Salzlösung löslich ist und $15 \cdot 2800\,\text{Å}$ mißt, aber nicht argyrophil ist. Daraus entwickelt sich das Prokollagen, das in Säure löslich ist und sich wie Kollagen färbt (Washburn 1960).

Wird Fibroblasten radioaktiv-markiertes Prolin (^{3}H-Prolin), eine Vorläufersubstanz des Kollagens, angeboten, dann wird diese Substanz bereits nach 30 min intrazellulär nachweisbar; nach 24 h ist es bereits wieder freigesetzt und im extrazellulären Gewebe zu beobachten (Ross u. Benditt 1962). Hieraus resultiert die Annahme, daß die Kollagensynthese in den Fibroblasten etwa 24 h Zeit beansprucht. In gleiche Richtung weisen die Beobachtungen von Diegelmann et al. (1975) sowie von Moore et al. (1975). Clore et al. (1979) konnten eine Synthese von Kollagen Typ III 38 h nach einer Hautverletzung mit Hilfe autoradiographischer Methoden nachweisen. Vergleichbare Untersuchungen an der Leiche fehlen bisher.

Eine *zeitliche Zuordnung* des Kollagenfasernachweises im Rahmen der Wundaltersschätzung erfolgte bereits 1955 durch Dunphy u. Udupa (1955): Sie geben an, daß Retikulinfasern frühestens am 4. Tag, van-Gieson-positive Kollagenfasern frühestens am 6. Tag nachweisbar werden (vgl. Abb. 25a, b; s. auch Abercombie et al. 1954; Jackson 1958; Rauch 1960). Entsprechend der neueren Literatur sind Retikulinfasern in ihrem Aufbau ähnlich dem Kollagen Typ III (Gabbiani u. Rungger-Brändle 1981) und werden beim Menschen nach 4 Tagen (Lindner 1962) bzw. nach 8–10 Tagen (Frick 1954) und beim Tier innerhalb von 4–5 Tagen (Ross 1968) gebildet. Sehr ähnlich sind die Angaben von Zollinger (1962), der erste Kollagenfasern nach 4–5 Tagen, mit Maximum nach 12–18 Tagen beobachtete (vgl. auch Berg 1975).

Biochemisch konnten u.a. Dunphy u. Udupa (1955, s.a. Grillo et al. 1958; Diegelmann et al. 1975; Hering et al. 1983) eine Zunahme des Kollagengehaltes durch Quantifizierung der Hydroxyproline nachweisen. Diese Methode erwies

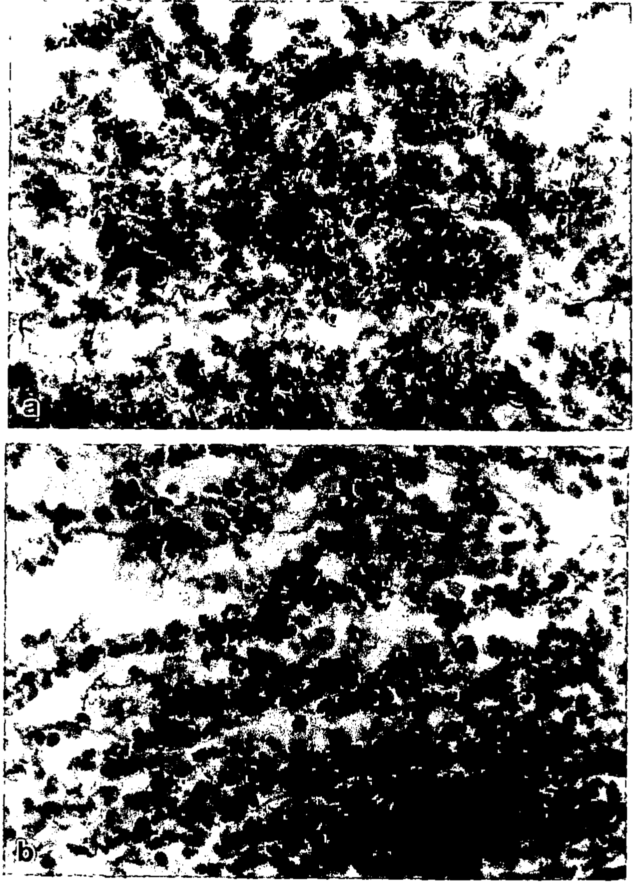

Abb. 25a, b. Kollagenfasersynthese nach Unterblutung, nachgewiesen mittels Routinemethoden. a Nachweis von Retikulinfasern (Gomori; Vergr. 300:1); b Nachweis von van-Gieson-
positiven Fasern (van Gieson; Vergr. 300:1)

sich als praktisch verwertbar, da mit ihr Anhaltspunkte zur Überlebenszeit zu
erhalten sein dürften, ein Phänomen, das sich Zeitz et al. (1978) sowie Eisenmenger et al. (1988) zunutze machten. Systematische Untersuchungen stehen jedoch
bisher aus.

Mit einem Radioimmunassay konnte ferner das Auftreten von Prokollagen
Typ III quantifiziert werden (Haukipuro et al. 1987), wobei eine Zunahme um das
30fache in der Wundflüssigkeit bereits nach 24 h beobachtet wurde; ein signifikan-
ter Anstieg trat jedoch erst am 3. Tag ein.

Naheliegend war der Versuch, durch *Applikation von Antikörpern* gegen
unterschiedliche Kollagentypen ein Zeitraster auch auf morphologischer Basis zu
erstellen, das eine differenzierte Wundaltersbestimmung an der Haut ermöglicht.
Vergleichbare Untersuchungen liegen besonders über das Lebergewebe vor
(Bedossa et al. 1987). An der Hautwunde konnten erstmals Gay et al. (1978)
feststellen, daß in Silikonschwämmchen, die in menschlichen Wunden implantiert

worden waren, innerhalb der ersten 24–48 h Prokollagen und Kollagen Typ III auftraten. Kollagen Typ I wurde erst nach 72 h in geringen Mengen nachweisbar. Remberger u. Hübner (1979) konnten unter Verwendung eines ähnlichen Modells Kollagen Typ III nach 72 h, Kollagen Typ I jedoch erst deutlich später beobachten. Kurkinen et al. (1980) konnten zuerst Fibronektin, dann Prokollagen Typ III, Kollagen Typ III und schließlich Kollagen Typ I zwischen dem 7. und 14. Tag nach Wundsetzung beobachten.

In neuerer Zeit haben Eisenmenger et al. (1988) durch Anwendung monoklonaler Antikörper am nativen Gewebe eine genauere zeitliche Zuordnung des Kollagennachweises in der Hautwunde auch morphologisch vorgenommen: Erstmals war Kollagen Typ III nach etwa 2 Tagen, Prokollagen Typ I nach 4 Tagen, epitheliales Basalmembrankollagen nach 5 Tagen und Kollagen Typ I nach 6 Tagen nachweisbar. Da zwischenzeitlich polyklonale Antikörper für nahezu alle genannten Kollagentypen im Handel sind, kann die Kollagensyntheseleistung ein Routineverfahren zur Wundaltersbestimmung darstellen und entsprechend Anwendung finden.

Zur zeitlichen Eingrenzung lassen sich schließlich auch andere Phänomene des Kollagens heranziehen: Eine Doppelbrechung des Kollagens wird frühestens nach 56 Tagen Überlebenszeit beobachtet (Gillmann et al. 1953); die polarisationsoptische Aktivität soll innerhalb der ersten 6 Monate noch zunehmen (Li et al. 1980a). Ogbuihi et al. (1988) konnten ferner durch Verwendung des Textilfarbstoffes Solophenylrot 3 BL (Ciba Geigy) in gesättigter wäßriger Pikrinsäurelösung Kollagen Typ I und III im polarisierten Licht am Paraffinschnitt unterscheiden (s. auch Whittaker et al. 1989: Verwendung von Pikrosiriusrot als Farbstoff: Typ I – Fasern sind orange/rot, Typ III – Fasern sind gelb/grün –, s. auch Junqueira et al. 1978). Untersuchungen zur Frage der Abhängigkeit von der Überlebenszeit einer traumatischen Einwirkung mit Hilfe dieser Methoden stehen noch aus.

Wie bei anderen Reaktionen erfolgt auch die Kollagenfaserbildung in Abhängigkeit von der Lokalisation und Art der Verletzung unterschiedlich schnell. Cohen et al. (1979) beobachteten eine besonders frühe Zunahme der Bildung von kollagenem und nichtkollagenem Protein im subkutanen Fettgewebe (innerhalb von 24 h), das in den nächsten 7 Tagen zunimmt und am 11. Tag zur Norm zurückkehrt. Des weiteren wurde festgestellt, daß in Brandwunden Kollagenfaserbildung schneller erfolgt als in Kältewunden (Li et al. 1980a).

Kollagen übernimmt in den Wunden nicht nur die Aufgaben der Wundschließung, sondern induziert seinerseits die Freisetzung von Mediatoren durch Thrombozyten (s. oben), ist notwendig für die Endothelproliferation (Schor et al. 1979) sowie offenbar für die Haftung und die Migration des Epithels (Wicha et al. 1979).

Das *Narbenkollagen* wurde besonders untersucht (Shoshan 1981): Makroskopisch ist es zunächst hypertroph und rot und histologisch durch unregelmäßig geordnete Kollagenfasern mittlerer Durchmesser gekennzeichnet, wobei innerhalb des Fasergewebes vermehrt Fibroblasten nachweisbar werden. Die Reifung der Narbe erfolgt innerhalb von 3–6 Monaten, die sich weitere Monate bis Jahre fortsetzen kann. Die Narbe wird weicher, flacht ab, verblaßt, während die Kollagenfasern dicker und dichter werden, Fibroblasten sich vermindern, Gefäße weniger werden und die Kollagenfasern sich entsprechend der maximalen Zugspannung ordnen. Biochemisch unterscheidet sich das Narbenkollagen vom normalen Hautkollagen durch einen vermehrten Gehalt an Hydroxyprolin und Typ-III-Kollagen, das überwiegend in der embryonalen Haut vorhanden ist. Diese Befunde fußen v.a. auf den Beobachtungen von Reddi (1976 – s. auch Veis 1982).

Bekannt ist ferner, daß das Kollagen altert, daß seine inneren Bindungen stärker werden, erkennbar u.a. an der Abnahme der leicht abspaltbaren, bei 65 °C in Lösung gehenden Hydroxyprolinkomplexe (Verzar u. Willenegger 1961). Im Narbengewebe ist das einwachsende Kollagen jung und altert entsprechend dem Alter der Narbe. Zwischen dem Narbenkollagen und dem Kollagen der Haut alter Personen kann deshalb ein Unterschied von bis zu 6 Jahren bestehen.

Während Marks (1981) eine Regeneration von *elastischen Fasern* als unbekannt beschreibt, weist Schwartz (1977) darauf hin, daß neue elastische Fasern in 8 Tagen und – mehr als normal – nach mehreren Wochen gebildet werden. Das Elastin wird offenbar von glatten Muskelzellen gebildet (Franzblau et al. 1977). Fatteh (1971) weist darauf hin, daß lichtmikroskopisch keine Differenzierung möglich ist, ob elastische Fasern intravitam oder postmortal zerrissen wurden.

2.3.3.5 Wundkontraktion

Funktion während der Wundheilung: Wunden mit Durchtrennung der Haut bis zum Unterhautfettgewebe heilen u.a. durch die Wundkontraktion (De Vito 1965): Sofort im Anschluß an eine Gewebedurchtrennung entsteht zunächst eine mäßiggradige Vergrößerung des Defektes, entsprechend der Elastizität des umgebenden Gewebes; in den ersten 2 Tagen aber reduziert sich der Defekt schnell, offenbar bedingt durch eine Schrumpfung des Wundschorfes als Folge der Dehydratation (Cuthbertson 1959). Die nächste Phase der Kontraktion tritt vom 4. bis 20. Tag – bis zur endgültigen Wundheilung – ein.

Diskutiert wurde, welche Kräfte für die Kontraktion verantwortlich sind. Grillo et al. (1957) konnten die Kontraktionen nicht dadurch verhindern, daß sie wiederholt im Zentrum des Granulationsgewebes einer Wunde exzidierten, woraufhin sie annahmen, daß die verantwortlichen Kräfte in Wundnähe bzw. am Wundrand zu suchen seien, jedoch nicht im Wundzentrum. Heute besteht kein Zweifel daran, daß die Kontraktion im wesentlichen durch die Bildung von Kollagen erfolgt (Fogdestam u. Gottrupp 1980). Lindner u. Huber (1973) konnten nachweisen, daß die Wundfestigkeit im Sinne einer Dehnungsstärke und Zerreißbarkeit im wesentlichen vom Kollagenfasergehalt abhängig ist; diese Funktionskriterien gehen der Zunahme des Kollagenfasergehaltes parallel. Zum Teil erfolgt die Kontraktion jedoch auch durch Entwicklung von Myofibroblasten aus Fibroblasten, wie sie erstmals von Gabbiani et al. (1976) nachgewiesen werden konnten und die aufgrund der intrazellulären Aktin- und Myosinfilamente kontraktionsfähig sind.

Wundkontraktion und Wundaltersschätzung: Die Retraktion der Wunde wurde mittels Meßgerät quantifiziert und in Abhängigkeit vom Wundalter erfaßt

(Snowden 1981). Ob die so erhaltenen Werte auch für eine postmortale Alterszuordnung von Bedeutung sein können, ist bisher nicht geklärt. Entsprechende Untersuchungen stehen noch aus.

2.3.4 Endothelzellen

2.3.4.1 Nachweisbarkeit

Endothelzellen sind aufgrund ihrer Lokalisation entlang der Gefäßinnenseite lichtmikroskopisch unschwer zu erkennen, solange die klaffende Gefäßlichtung sichtbar ist. Deutlich erkennbar werden sie nach Darstellung der endothelialen Basalmembran, die u.a. zugleich mit Darstellung der Retikulinfasern mittels Versilberungsmethoden erfaßbar werden. Eine Vermehrung von Gefäßen im Sinne einer Kapillarisation ist erkennbar, wenn diese deutlich ausgeprägt ist und sich von der kapillarisierten Umgebung absetzt. Schwierig wird die Erkennbarkeit der Endothelzellen innerhalb des Granulationsgewebes, wenn die Endothelaussprossung nur gering ist. Hier hat sich die Darstellung des Faktors VIII der Blutgerinnungskaskade als praktikabel herausgestellt. Mit Hilfe von polyklonalen Antikörpern läßt sich dieses Antigen auch am Paraffinschnitt darstellen.

2.3.4.2 Funktion während der Wundheilung

Im Anschluß an eine Gewebedurchtrennung kontrahieren sich zunächst die Gefäße, offenbar infolge der mechanischen oder andersgearteten Reizung. Daran schließt sich eine Dilatation an (vgl. Ward 1975; Cottier 1980), die v.a. in Kapillaren und Arteriolen zu beobachten ist, mit der Folge einer Peristase. Die Dilatation dürfte einerseits kompensatorisch bedingt sein, durch die lokale Anreicherung von Stoffwechselprodukten wie Laktat, Kohlendioxyd und die damit verbundene Azidose, andererseits aber auch durch die Freisetzung von Mediatoren wie Serotonin, Histamin, Heparin usw. Infolge der sich ausbildenden Stase kommt es zum Übertritt von Blutflüssigkeit und weißen Blutzellen, wodurch eine Gewebeschwellung im Sinne eines Ödems entsteht, das seinerseits die Stase fördern- v.a. durch Einwirkung auf den venösen Schenkel. So entsteht ein Circulus vitiosus, aus dem erst die aktive proliferative Leistung der Endothelzellen herausführt, wodurch eine Durchblutungszunahme induziert wird.

Damit lassen sich den Endothelzellen 2 wesentliche Funktionen im Rahmen der Wundheilung zuschreiben: ihre Durchlässigkeit für Blutflüssigkeit und Blutzellen, d.h. ihre Permeabilität, sowie ihre Vermehrung zur Durchblutungsförderung, d.h. ihre proliferative Aktivität.

Permeabilität (vgl. Abb. 26): Eine wesentliche Aufgabe der Endothelzellen während der frühen Phase der Wundheilung ist in ihrer Fähigkeit zu sehen, die Durchlässigkeit gegenüber Plasma und Plasmaproteinen zu ändern. Die Durchlässigkeit wird nicht nur durch die erwähnten vasoaktiven Amine induziert, sondern offenbar haben auch die Granulozyten eine die Permeabilität steigernde

Fähigkeit (Nachman et al. 1972; Simpson u. Ross 1972), ebenso wie weitere vasoaktive Amine wie Bradykinin und Adenosin (s. oben). Im einzelnen ist entsprechend den Untersuchungen von Grega u. Adamski (1988) von folgendem Geschehen auszugehen:

Diese sog. Entzündungsmediatoren sind für die Zunahme der Flüssigkeitsfiltration – und damit für das Ödem – verantwortlich. Das Ödem erzeugt einen hydrostatischen Druckgradienten in der Gefäßwand als Folge eines zunehmenden mikrovaskulären Druckes; gleichzeitig nimmt der transmurale kolloidosmotische Druck infolge einer Zunahme der Gefäßpermeabilität für Makromoleküle ab. Die Zunahme der Permeabilität ihrerseits ist Folge einer Interaktion zwischen Mediator und Gefäßendothel. Mikroskopische Untersuchungen zeigen, daß die Entzündungsmediatoren die Extravasation von Makromolekülen speziell in den postkapillären Venolen triggern und daß die Zunahme der einfließenden Makromoleküle in den Kompartimenten des Gefäßes und des Interstitiums von der Durchlässigkeit der postkapillären Venolen abhängig ist. Elektronenmikroskopische Untersuchungen zeigten, daß sich große Spalträume („gaps") zwischen nebeneinanderliegenden Endothelzellen bilden und daß Veränderungen der Zellform auf eine Kontraktion der Endothelzellen zurückzuführen sind.

Bisher liegen nur wenige Untersuchungen vor, die Aussagen zum Zeitablauf des Ödems ermöglichen. In Experimenten mit Injektion von E. coli konnte der Gipfel des Ödems nach 2 h festgestellt werden (Kopaniak et al. 1980). In Tierexperimenten mit Injektion von Tracern konnte man feststellen, daß diese durch Spalträume zwischen den Endothelzellen, die obenerwähnten „gaps", geschleust werden und sich in der Gefäßwand bzw. im perivaskulären Spaltraum konzentrieren (Cotran 1965).

Während ein Nachweis der Flüssigkeit sowie von Elektrolyten und Stoffwechselprodukten wie Laktat, Pyruvat usw. (vgl. Übersicht: Reynolds et al. 1963) praktisch nicht möglich ist (Leach et al. 1943; Pioch 1966), besteht prinzipiell die Möglichkeit, das Exsudat anhand der mitausgeschleusten Plasmaproteine immunhistochemisch nachzuweisen. Praktisch kommt es aber postmortal relativ

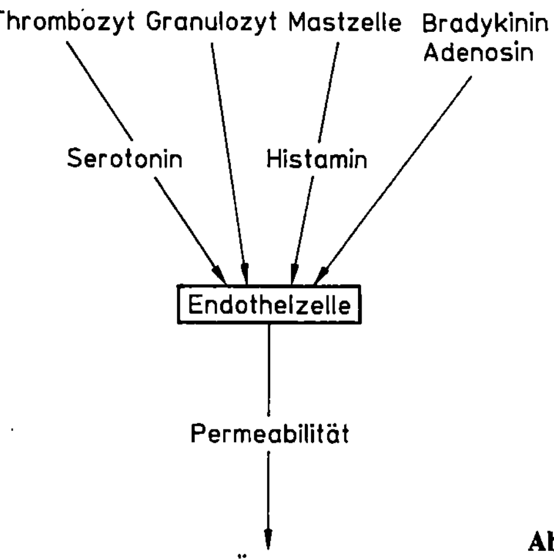

Abb. 26. Endothelstimulierende Faktoren, die zu einer Zunahme der Permeabilität führen

schnell zu einer Diffusion von Proteinen und Flüssigkeit auch aus intakten Gefäßen, so daß eine Differenzierung von intravitalen und postmortalen Veränderungen nur dann vorgenommen werden kann, wenn eine Konzentration der Plasmaproteine in bestimmten Zelltypen stattfindet, wie im Gehirn z.B. in Astrozyten (Oehmichen et al. 1979; Oehmichen u. Gencic 1980).

Die Wirkung des Ödems auf die Wundheilung ist positiv und negativ zugleich. Zweifelsfrei kommt es durch Austritt von Plasma zugleich auch zum Austritt von chemotaktischen Faktoren für Entzündungszellen, so v.a. von Komplementkomponenten. Weiterhin diffundieren Enzyme, die den Nekroseabbau fördern, z.B. Trypsin, Chymotrypsin, Lysozym, sowie auch Proteinasehemmer. Das Gewebe wird aufgelockert und für die Migration der Entzündungszellen zugänglicher. Andererseits aber wird die Nährstoffdiffusion vermindert und die Säuerung des Gewebes beschleunigt. Infolge der Flüssigkeitseinlagerung tritt eine Gefäßkompression ein, wodurch die O_2-Versorgung weiterhin vermindert und die Nekrosebildung verstärkt wird.

Proliferation (vgl. Abb. 27): Im Wundbereich entwickelt sich ein erhöhter Perfusionsbedarf bei Anreicherung von Stoffwechselprodukten und Zunahme des O_2-Bedarfes infolge erhöhter DNS- und RNS-Synthese sowie anderer Syntheseleistungen aller Zellsysteme. Der Bedarf wird durch eine Zunahme der Gefäßversorgung gesättigt, wozu das Einsprossen von Kapillaren in das Nekrosegebiet Voraussetzung ist. Diese Sprossung wird durch eine mitotische Teilung und Migration von Endothelzellen ermöglicht.

Offenbar kommt es zunächst zu einer generalisierten Aktivitätszunahme, die Cotran (1987) mittels monoklonalem Antikörper, der das E-LAM$_1$-Antigen nachweist, demonstrieren konnte. Dieses Antigen ist an der Oberfläche normaler Endothelien nicht vorhanden, findet sich jedoch u.a. vermehrt im Rahmen einer induzierten verzögerten Immunreaktion.

Die Induktion von Endothelzellen zur Proliferation wird durch verschiedene Faktoren erreicht (vgl. Übersicht: Joseph-Silverstein u. Rifkin 1987): Wund-

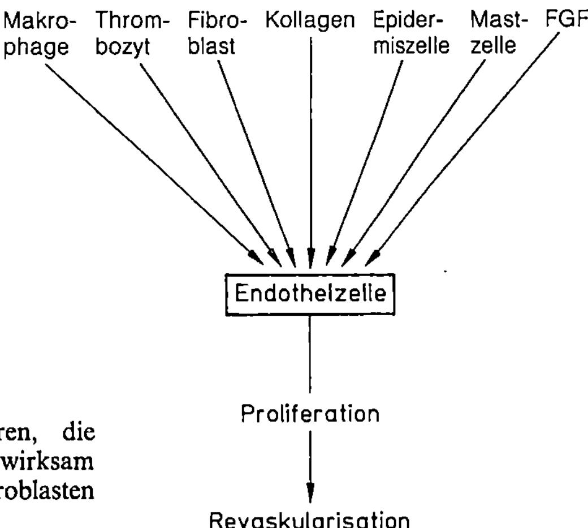

Abb. 27. Endothelstimulierende Faktoren, die im Sinne einer Proliferationsinduktion wirksam werden. *FGF* mitogener Faktor für Fibroblasten („fibroblast growth factor")

flüssigkeit (Banda et al. 1985), Epidermiszellen (Marks 1981), Makrophagen (Marks 1981), Fibroblasten (Polverini et al. 1977; Gospodarowicz et al. 1978; Marks 1981; Schweigerer 1988), Thrombozyten (Tada u. Reidy 1987) und Mastzellen (Schilling 1976). Eine Proliferationsinduktion der Endothelzellen durch Makrophagen und Monozyten wird von Sholley et al. (1984) bestritten, die nach Reduzierung der Leukozyten keine veränderte Kinetik beobachteten. Wieweit und ob schließlich ein ähnlicher Faktor, wie er in Tumoren im Sinne eines Angiogenesefaktors isoliert werden konnte, auch bei der Wundheilung eine Rolle spielt, ist unbekannt (Cotran 1987).

Als weitere mitogene Faktoren werden erörtert: ein kollagensubstratstimulierender Faktor, der das Kapillarwachstum anregt (Schor et al. 1979); der „fibroblast growth factor" (FGF), der v.a. die Endothelzellen stimuliert und daher als Hauptmitogen der Endothelzellen angesehen wird (Joseph-Silverstein u. Rifkin 1987).

Erörtert wird ferner der Einfluß einer „low oxygen tension" als Antwort auf einen Hypoxiegradienten (Ashton 1961; Remensnyder u. Majno 1968). An einer experimentellen Wunde des Ziegenbeines wurde eine Durchblutungsmessung mittels Doppler-Sonographie durchgeführt (Aulick et al. 1980): Es entwickelte sich eine Zunahme der Durchblutung am 4. Tag; es bildete sich ein Plateau mit um 70–90% erhöhter Durchblutung bei Vergleich mit dem unverletzten Bein bis zum 9. und 12. Tag. Keine Veränderung der Reaktion wurde bei O_2-Mangel oder bei einer Nervenläsion beobachtet.

Zweifelsohne hängt das Ausmaß der Endothelproliferation von verschiedenen weiteren Faktoren ab, wobei v.a. die Größe der Wunde eine Rolle spielen dürfte (De Vito 1965). Kleine Wunden induzieren weniger Gefäßwachstum, während große Wunden nach 3 Tagen eine dünne Schicht unreifen Granulationsgewebes auf der Wundoberfläche aufweisen. Das Granulationsgewebe selber besteht aus Kapillarsprossen, die mit Fibroblasten bedeckt sind. Aus der Sicht der Blutversorgung und der Kollagensynthese erscheint es von ganz wesentlicher Bedeutung, daß eine Kapillarisation stattfindet, um die Wundabheilung zu beschleunigen.

Die Stimulierung der Endothelzellen geht nach Lindner u. Huber (1973) zunächst von einer Sprossung präexistenter Gefäßperizyten und Endothelzellen und der durch sie gebildeten Basalmembran aus (Gieseking 1966; Ross 1968). Die Autoren nehmen an, daß die Perizyten als Vorläufer glatter Muskelzellen der Gefäßwand zu interpretieren sind. Ausgehend von den überlebenden kapillären Gefäßen bilden die an der Grenze gelegenen Endothelzellen ein Synzytium oder solide Stränge, die später kanalisiert werden (E.R. Clark u. Clark 1935). Innerhalb von 72 h entwickelt sich ein diffuses Netzwerk von Kapillaren, die eine erneute Zirkulation ermöglichen (Schoefel 1973).

Während zahlreiche Untersuchungen zur Frage der Proliferationsinduktion vorhanden sind, gibt es nur wenige Arbeiten, die sich mit dem Problem der Migration beschäftigen. Offenbar ist davon auszugehen, daß in der Wundflüssigkeit ein die Gefäßbildung stimulierender Faktor (Angiogenesisfaktor) auch die Migration stimuliert (Banda et al. 1985).

Die Kontrolle des Wachstums findet offenbar zum einen durch Makrophagen statt, die einen Gefäßfaktor bei niedrigem pH-Wert und/oder hoher Laktatkonzentration freisetzen (Karnovsky et al. 1987; Hunt 1988; Leibovich u. Wiseman

1988). Zum anderen wird auch angenommen, daß die Endothelzellen infolge eines stetig produzierten Hemmfaktors (Chalone) eine statistische einzellige Schicht darstellen und daher normalerweise praktisch keine Proliferation stattfindet. Kommt es zu einer Oberflächenunterbrechung, wird die Freisetzung von Hemmfaktoren verhindert und damit die Proliferation induziert.

Der Zeitablauf der Kapillarneubildung wird unterschiedlich eingeschätzt: Hernandez-Richter u. Struck (1970) gehen davon aus, daß ab dem 2. Tag nach Wundsetzung die Proliferation beginnt, während Berg (1975) Kapillarneubildung vom 3. Tag an beobachtet. Verwendet man die Thymidininkorporation als Maßstab, so kommt es bereits 24 h nach Wundsetzung zu einem vermehrten Einbau, mit einem Maximum nach 2–3 Tagen.

Sholley et al. (1977) weisen darauf hin, daß bei thermischen Traumen mit schwerer Verbrennung die Proliferation bereits nach 24 h beginnt und signifikant erhöhte DNS-Synthese nach 2–3 Tagen (Markierungsindex: 10–12%) zu beobachten sind. Neue Blutgefäße werden am 5.–7. Tag beobachtet. Eine Reduktion des Markierungsindexes tritt ab dem 3. Tag ein. Demgegenüber bleibt bei milden Verbrennungen die DNS-Synthese auf die obersten Gefäße beschränkt.

2.3.5 Zusammenfassung

Die Reaktion ortsständiger Zellen wird durch ihre Fähigkeit zur Migration, zur Proliferation ebenso wie zur Freisetzung und Synthese zahlreicher Mediatoren und extrazellulären Materials bestimmt. Der biologische Sinn der Aktivität dieser Zellen ist ganz wesentlich in der Aufgabe zu sehen, die Kontinuitätsunterbrechung des Gewebes, d.h. den Wundspalt, zu schließen. Der Vorgang selbst ist im Sinne einer Regeneration zu verstehen.

Besonders die zellkinetischen Beobachtungen zeigen eine deutliche Zeitabhängigkeit, wobei sich jedoch bisher ausschließlich die proliferative Aktivität der Epidermiszellen in weitgehend unveränderter Weise auch postmortal nachweisen – und somit als Indikator für die Wundaltersbestimmung heranziehen – läßt. Basisuntersuchungen zur Frage der RNS-Synthese besonders von Epidermiszellen und Fibroblasten sind bisher im Tierexperiment durchgeführt worden, wobei allerdings vergleichende Untersuchungen am Leichenmaterial fehlen. Nimmt man die Enzymaktivität als Äquivalent einer erhöhten RNS-Synthese, dann läßt sich bereits nach 2–3 h Überlebenszeit an den Fibroblasten eine Aktivierung beobachten.

Die Freisetzung von Mediatoren erfolgt v.a. durch die Mastzellen, die u.a. Histamin im Rahmen der sofort nach der mechanischen Reizung erfolgenden Degranulation freisetzen, das als biochemisch nachweisbares Kriterium der Vitalität gilt. Eine aktive Syntheseleistung ist ferner v.a. bei den Fibroblasten zu beobachten, die neben Proteoglykanen und Fibronektinen unterschiedliche Typen des Kollagens synthetisieren. Diese, zu unterschiedlichen Zeitpunkten nach der Wundsetzung nachweisbaren extrazellulären Substanzen erlauben zusätzlich eine zeitliche Klassifizierung von Wunden unbekannter Überlebenszeit, wobei besonders die Qualifizierung unterschiedlicher Kollagentypen mittels monoklonaler Antikörper sowie die Quantifizierung der gesamten Kollagensynthese durch biochemische Hydroxyprolinbestimmung von Bedeutung sein dürften.

Die Endothelzellen schließlich ermöglichen im Rahmen der Permeabilitätssteigerung eine Kontinuität zwischen dem vaskulären und extravaskulären Kompartiment. Es kommt zu einer Durchtränkung des Wundgebietes mit Blutplasma, das selbst zahlreiche Mediatoren enthält, die die Wundheilung positiv und negativ beeinflussen. Bisher lassen sich diese zeitabhängigen Phänomene jedoch an der Hautwunde der Leiche nicht für Fragen der Wundaltersbestimmung heranziehen, da entsprechende Basisuntersuchungen fehlen.

3 Einflußfaktoren

Wenn auch die Reihenfolge der einzelnen Phasen der Wundheilung, die Formen der Induktion und Hemmung bis ins Detail gesetzmäßig abzulaufen scheinen – jeweils offenbar auch unabhängig vom betroffenen Organ, der Art der Traumatisierung und weitgehend unabhängig von dem Allgemeinzustand des Verletzten –, so bestehen doch erhebliche zeitliche Differenzen, abhängig von gerade diesen genannten Variablen. Hier kann zwar nicht der Ort sein, alle Details aufzuführen. Es sei in dieser Hinsicht auf die oben (S. 1) aufgeführten Übersichtsarbeiten verwiesen. Andererseits aber sollen doch einige wesentliche, v.a. forensisch bedeutungsvolle Varianten angesprochen und auf weiterführende Literatur verwiesen werden, wobei z.T. die aufgeführten Beobachtungen bereits erwähnt wurden. Eine Wiederholung ist – aus systematischen Gründen – unvermeidbar.

3.1 Topographie der Verletzung

Bisher wurden im wesentlichen entzündliche Veränderungen der Haut beschrieben, z.T. unter Hinweis auch auf tiefergreifende Hautschichten wie Unterhautfettgewebe und Muskulatur. Andere Organe wurden nur vergleichsweise angesprochen. Im folgenden soll zunächst noch einmal die Veränderung des Zeitablaufes entzündlicher Reaktionen im Unterhautfettgewebe und der Muskulatur angesprochen werden und anschließend – soweit bekannt – in anderen Organen. Prinzipiell sei jedoch darauf verwiesen, daß praktisch jede Wunduntersuchung die Untersuchung vergleichbaren, ungeschädigten Gewebes gleicher Lokalisation voraussetzt, da immer mit erheblichen individuellen und topischen Unterschieden gerechnet werden muß.

3.1.1 Fettgewebe (vgl. auch S. 9 f.)

Ausführlich wurde die Wundreaktion in Abhängigkeit der Überlebenszeit im Fettgewebe von Hirvonen (1968) untersucht. Er fand eine Leukozytenemigration nach 30 min, eine Makrophagenemigration nach 60 min, eine Fibroblastenaktivierung nach 60 min, Freisetzung von Proteoglykanen nach 4 h, Kollagenfaserneubildung nach 8–12 h und Riesenzellbildung nach 2–3 Tagen. Durch Cameron u. Seneviratne (1947) konnte demgegenüber eine Leukozytenreaktion frühestens nach 24 h, eine Riesenzellbildung und Fibrose nach 4 Tagen beobachtet werden. Generell geben Ojala et al. (1969) an, daß in dem subkutanen Fettgewebe die Leukozytenemigration schneller als in der Kutis abläuft, insbesondere bei offenen Verletzungen (s.a. Berg 1975).

Der Abbau des nekrotisch gewordenen Fettgewebes erfolgt durch Makrophagen. Das intrazellulär aufgenommene und abgebaute Fett läßt sich z.T. innerhalb der Makrophagen nachweisen und gibt zusätzliche Anhaltspunkte für die Überlebenszeit, wie es am Hirngewebe ausführlich untersucht werden konnte (vgl. S. 35).

Der Umsatz von Fettgewebe wurde von Bole (1963) untersucht, der markiertes 1-3-^{14}C-Glyzerin dem Meerschweinchen anbot. Er fand eine maximale Lipidsynthese am 14. Tag nach Wundsetzung (vgl. auch Hernandez-Richter und Struck, 1970).

3.1.2 *Muskulatur* (vgl. auch S. 10)

Umfangreiche Untersuchungen zur Zeitabhängigkeit morphologischer und enzymatischer Veränderungen der Muskulatur wurden v.a. durch Ojala (1968) durchgeführt. Nach diesem Autor ist eine Leukozytenemigration nach 30–60 min zu beobachten, während eine Makrophagenemigration nach 2 h und eine Fibroblastenreaktion nach 4–6 h auftrat. Alle genannten Untersuchungen fußen auf Tierexperimenten mit Meerschweinchen.

Im einzelnen wird der Zeitablauf von Ojala (1968) folgendermaßen beschrieben:

2–10 min: Phosphorylaseabbau;
1–2 h: Dehydrogenaseabblassung, PAS-Abblassung (= Glykogenverlust);
  2 h: Makrophagen;
4–8 h: α-NAE-Abblassung, hydrolytisch wirksame Phagozyten;
6–8 h: Makrophagen mit PAS-positivem Material, das amylaseresistent ist.

3.1.3 *Schleimhaut*

Adair (1978) unternahm Tierexperimente im Sinne einer Exzision der Magenschleimhaut und untersuchte die Mitoseaktivität, die zwischen dem 1. Tag und der 12. Woche erhöht war, mit Maximum vom 2. bis zum 7. Tag.

Auf die Zeichen der Vitalität bei Blutungen in die inneren Weichteile des Kehlkopfskelettes unter Einbeziehung der Schleimhaut weisen die Untersuchungen von Maxeiner (1987) bzw. Oehmichen et al. (1987), die überraschend häufig beim Tod durch Würgen und/oder Drosseln eine Granulozytenemigration beobachten konnten.

3.1.4 *Leber*

Beneke (1972) stellte fest, daß eine Blutgerinnung sofort eintritt, eine Hyperämie nach 10–15 h, eine Degeneration der Zellen nach 10–15 h im Sinne einer trüben Schwellung und eine Zellreaktion im Sinne von Zellneubildung von Leberzellen und Gallengängen mit Mitosen nach 20 h. Karkola (1972) beobachtete, daß die Phosphorylase innerhalb von 30 min am Wundrand schwindet und daß eine Zellreaktion nach 30–60 min zu beobachten ist. Bindegewebszellen zeigen Mitosen nach 3–5 Tagen. Eine ausführliche Untersuchung der Zeitabhängigkeit des Auftretens zellulärer Elemente bei Leberverletzung erfolgte durch Ogawa et al. (1985). Hier ergaben sich Hinweise für eine Zunahme besonders der Gefäßzellen am 5. Tag sowie der Gallengangszellen ab dem 3. Tag.

Den Einbau von Thymidin in die DNS von Leberzellen beobachtete Lorup (1977) mit einem Beginn 24 h nach Wundsetzung und einem Maximum bei 48 h sowie einer Normalisierung nach 72 h. Van Lancker (1989) gibt einen Beginn der DNS-Synthese nach 18 h und ein Maximum nach 24–30 h Überlebenszeit an. Der Uridineinbau beginnt nach 5 h, erreicht sein Maximum nach 36 h und ist nach 72 h normalisiert. Zu identischen Ergebnissen gelangen Helpap u. Cremer (1972), die allerdings ausschließlich den Thymidineinbau in die DNS untersuchten.

Entsprechende Untersuchungen am Leichengewebe stehen jedoch aus.

3.1.5 Nieren

Beneke (1972) weist darauf hin, daß der Blutabbau in den Nieren relativ schnell erfolgt und eine Siderophagenbildung bereits nach 2 Tagen einsetzt (vgl. auch Ditscherlein u. Kunde 1970). Im Rahmen autoradiographischer Untersuchungen konnten Kranz et al. (1968) feststellen, daß der Gipfel der DNS-Synthese von Tubuluszellen am 2. Tag, der von Bindegewebszellen am 3. Tag liegt (s. auch Davies u. Ryan 1981).

3.1.6 Nervensystem

Erster Hinweis auf vitale Reaktion von Nervenzellen erfolgte durch Orsos (1935b), wobei seine Ergebnisse aus heutiger Sicht als fraglich angesehen werden müssen. Im übrigen weisen Strassmann (1949) sowie Krauland (1973) darauf hin, daß die zelluläre Reaktion sowie die Abräumvorgänge deutlich später als in der Haut auftreten.

Aus neuerer Zeit sind v.a. die Untersuchungen von Eisenmenger (1977), Oehmichen u. Raff (1980), Oehmichen (1983; s. auch Schröder 1983) von wesentlicher Bedeutung. Es wird im Detail der Zeitablauf der nichtimmunologischen Entzündung nach Hirnkontusionsblutungen und Ischämie wiedergegeben.

3.1.7 Knochen

Urist u. McLean (1941; s. auch Eger u. Kämmerer 1967; Schenk u. Willenegger 1967; McMinn 1969) beschreiben den Vorgang der Bildung von Granulationsgewebe im Hämatom zwischen den 2 Fragmenten eines frakturierten Knochens. Die Granulation geht von osteogenen Zellen der Kambiumschicht des Periosts aus (Ham u. Harris 1956). Immunhistochemische Methoden wurden bisher nur selten angewandt (Alles u. Shulz 1986), und zeitliche Angaben fehlen.

Folgende Phänomene konnten demgegenüber von anderen Autoren zeitlich zugeordnet werden:

1) Leukozytenemigration nach 2,5 h (Panning 1940);
2) erste proliferative Veränderungen am Periost nach 16 h (Raekallio u. Mäkinen 1968) bzw. nach 21–26 h (McMinn 1969);

3) am 5. Tag nach der Verletzung werden große Mengen von Kallus von der Kambiumschicht des Periosts in Richtung Frakturende gebildet (Ham u. Harris 1956; Douglas 1963);
4) Knorpel und Chondrozyten erscheinen am 6. Tag, Knochenzellen am 10. Tag (Nemeth et al. 1988).

3.1.8 Thrombus

Zur Frage des Alters eines Thrombus bzw. Embolus liegen zahlreiche Untersuchungen vor, da diese Frage nicht nur für den Rechtsmediziner, sondern auch für den Pathologen von Bedeutung ist. Die makroskopischen Kriterien, die einen echten Thrombus von einem Leichengerinnsel unterscheiden lassen, wurden von Janssen (1977) zusammengestellt. Als mikroskopische Kriterien einer zeitlichen Zuordnung wurden v.a. intravitale, autolytische Veränderungen innerhalb des Thrombus selbst sowie das Ausmaß der initimalen Organisation herangezogen.

Die frühen autolytischen Veränderungen wurden detailliert von Doerr (1972) bzw. Doerr u. Kayser (1977) beschrieben. Die von diesen Autoren aufgeführten Kriterien (Erythrozytenverklebung, Erhaltungszustand von Granulozyten und Thrombozyten) erlauben zwar bei operativ gewonnenem Material eine zeitliche Zuordnung, können jedoch am Sektionsmaterial nur äußerst kritisch Anwendung finden (vgl. auch Leu et al. 1987, 1988; Leu u. Leu 1989).

Demgegenüber ist der Nachweis erster intimaler Organisationsvorgänge, die unabhängig von der Autolyse ablaufen, bei einer zeitlichen Zuordnung vorzüglich verwertbar (Irninger 1963; Leu 1973; Doerr u. Kayser 1977; Leu et al. 1987, 1988; Leu u. Leu 1989). Diese beginnen frühestens am 4. Tag und lassen sich über Wochen verfolgen. Eine sehr kritische, aber pragmatische Übersicht über den Zeitablauf haben kürzlich Leu u. Leu (1989) in Form einer Übersicht gegeben, deren wesentlicher Inhalt tabellarisch wiedergegeben wird (Tabelle 9).

3.2 Wundheilung während der Fetalperiode

Zur Frage der Wundheilung während der Fetalperiode liegen nur wenige Untersuchungen vor. Auf die dem Autor bekannt gewordenen Arbeiten sei verwiesen:

Wundheilung im Blastoderm (Marcel u. Vakaet 1977), im Embryo (England u. Cowper 1977) sowie generell intrauterin, ab der 20. Woche (vgl. Rowlatt 1979); Heilung von Läsionen im Sinne von Blutungen und Ischämien des Zentralnervensystems (Friede 1989).

3.3 Art der Läsion

Nur wenige Untersuchungen wurden zur Frage durchgeführt, ob die Art der Verletzung – und in welchem Ausmaß – eine Veränderung der Zeitintervalle mit sich bringt. Von forensischer Bedeutung sind v.a. die Untersuchungen von Nadelstichverletzung sowie die Frage der Folgen einer thermischen Einwirkung.

Tabelle 9. Altersbestimmung von Thromben (Mod. nach Leu u. Leu 1989)

Alter (Tage)	Veränderungen im Thrombus	Intimale Organisation
1–4	Erythrozyten verklebt Thrombozyten schwindend Granulozyten intakt	Keine Intimreaktion
4–8	Mononukleäre Zellen mit großen blasigen Kernen, zunehmend Pyknose der Granulozyten beginnend	Einwachsen von Fibroblasten, Makrophagen und Endothelzellen. Erste argyrophile Faserbildung (Retikulin)
5–16	Hämosiderinbildung (Eisenfärbung)	
8–12	Hälfte der Granulozyten in Pyknose. Kerne der mononukleären Zellen eutlich groß und blasig. Auftreten von Makrophagen am Thrombusrand	Einwachsen von Kapillaren Auftreten der ersten kollagenen Fasern (van-Gieson-Färbung)
12–17	Starke Pyknose und Karyolyse aller Granulozyten	Zunehmende bindegewebige Durchwachsung und Bildung kollagener Fasern. Auftreten kapillärer Randsinus
14–15	Auftreten von endothelartigen Überzugszellen am Thrombusrand	
18–25	Mononukleäre Zellen verschwunden. Granulozyten nur noch als Schatten und Kerntrümmer erkennbar	Weitere zunehmende Durchwachsung des Thrombus mit Bindegewebe. Bildung eines zusammenhängenden endothelialen Thrombusüberzugs. Zunehmende Kapillarbildung im Thrombus
25–60		Zunehmende Homogenisierung des Thrombus in arteriosklerotischen Arterien. In den Venen Vergrößerung und Konfluenz der Kapillarsinus Bildung der ersten elastischen Fasern Arterielle Thromben können homogenisiert bleiben (bei Arteriosklerose) oder organisiert und vaskularisiert werden. In den Venen zunehmende Rekanalisation des Thrombus

3.3.1 Nadelstichverletzung

Histologische Untersuchungen der Nadelstichverletzung wurden von Boltz (1951), Schollmeyer (1965), Friebel u. Woohsmann (1968) durchgeführt. Eine zusammenfassende Beschreibung erfolgte durch Berg (1975), der folgende Zeitangaben machte:

6 h:	Leukozytäre Reaktion mit Lymphozyten;
24 h:	Stichkanal verschlossen;

3–4 Tage   Epidermis wächst zusammen;
5–6 Tage   Pfropf wird ausgestoßen;
4–6 Tage   vollständige Abheilung.

Enzymhistochemische Untersuchungen wurden von Friebel u. Woohsmann (1968) sowie von Kellner u. Feucht (1969) und Gerlach (1977) durchgeführt. Eine Zunahme der ATPase-Aktivität ist nach 30 min deutlich erkennbar, die der unspezifischen Esterase nach 60 min (Gerlach 1977).

3.3.2 Thermische Verletzung

Nach Helpap u. Cremer (1972) dauerte die Wundheilung der Thermonekrose deutlich länger als die der Kryonekrose oder der Nekrosen nach mechanischem Trauma. Li et al. (1980a) weisen darauf hin, daß die Kontraktion bei Hitzeeinwirkung um 1/3 größer ist als bei der mechanischen Verletzung, während bei Kälteeinwirkung praktisch keine Gefäßkontraktion eintritt. Die Kollagenbildung bei Brandeinwirkung erfolgt schneller und ist um das 3fache größer als bei Kältenekrosen.

Pioch (1966) führte u.a. mikroskopisch bausteinchemische Untersuchungen bei Verbrennungen durch und konnte Tryptophan mittels der Rosindol-Methode bereits nach 30 min nachweisen. Im übrigen erfolgte bei Pioch der wesentliche Nachweis durch Erfassung der chemischen Zusammensetzung des Exsudates.

3.4 Endogene und exogene Einflußfaktoren

Zur Frage der Beeinträchtigung der Wundheilung liegen zahlreiche Untersuchungen vor, auf die hier nur verwiesen werden soll. Im wesentlichen geht es um die Frage des Einflusses von Lebensalter, der Wirkung von Hormonen, Vitaminen und Eiweißmangelstörungen. Wesentliches zusätzliches Problem ist zweifelsfrei die Wirkung von Medikamenten, insbesondere Antiphlogistika, Antirheumatika, Analgetika usw. Übersichten werden gegeben von Lindner (1972), Lindner u. Huber (1973), v. Gilsa (1966), Raekallio (1965), De Vito (1965), Ross (1968), Mann u. Bednar (1977), Shoshan (1981).

Von rechtsmedizinischer Bedeutung sind v.a. die Faktoren, die Walcher (1936) bereits zusammenfassend beschrieben hatte: Eine Reduktion der Wundheilung tritt ein bei Schock, Commotio cerebri, im Senium, bei Kachexie, bei Blutverlust. Die Wirkung des Blutverlustes wurde neuerdings tierexperimentell durch Berg et al. (1977) bestätigt; die gleiche Autorengruppe konnte eine Wundheilungsstörung auch unter Alkoholwirkung feststellen (s. auch Gerhart u. Veech 1988), wobei u.a. eine Zunahme der Degranulation von Mastzellen (Gallin et al. 1988) bzw. eine Abnahme der Granulozytenemigration (MacGregor et al. 1988) zu erörtern ist. Zweifelsfrei können schwere Vergiftungen (Schollmeyer 1965; Berg u. Elbel 1969; Mann u. Bednar 1977) zu einer Verzögerung der Wundheilung führen, wie sie experimentell durch Bode et al. (1979) anhand einer Barbituratvergiftung nachgewiesen wurde. Durch die gleiche Arbeitsgruppe konnte die Verzögerung der Wundheilung durch Kälteeinwirkung bei gleichzeitiger Anästhesie beobachtet werden (Bode et al. 1980).

4 Synopse

Die vorgelegte Übersicht versuchte, einzelne, lokale Phänomene der sterilen Wundheilung in einen pathogenetischen Zusammenhang zu bringen, wobei eine besondere Betonung der Phänomene erfolgte, die für die Vitalitätsbestimmung bzw. für eine Schätzung der Überlebenszeit herangezogen werden können. Es handelt sich um eine Literaturübersicht unter Einbeziehung der eigenen Beobachtungen.

Trotz des umfangreichen Schrifttums kann – und muß – festgestellt werden, daß es sich nur um Ansätze einer Korrelation von Phänomenen mit der Überlebenszeit handelt, da Fragen der Wahrscheinlichkeit und statistischen Sicherheit praktisch keinmal angesprochen werden konnten. Damit ist eine Anwendung der zur Verfügung stehenden Daten für forensische Zwecke nur unter Einschränkung möglich.

Stellt man die erhaltenen Daten tabellarisch unter dem Gesichtspunkt ihres ersten, beschriebenen Auftretens bzw. Nachweises zusammen, dann müssen 3 unterschiedliche Fragestellungen berücksichtigt werden, die unabhängig von pathogenetischen Gesichtspunkten ausschließlich auf den bekannt gewordenen Korrelationen beruhen (vgl. Phänomenübersicht auf Seite 76; vgl. auch Abb. 28):

1) Phänomene der Vitalität (Überlebenszeit: < 30 min);
2) Phänomene der kurzen Überlebenszeit (Überlebenszeit: 30 min – 24 h);
3) Phänomene der langen Überlebenszeit (Überlebenszeit: > 24 h).

Damit ergeben sich erste Ansätze auch der praktischen Anwendbarkeit, wobei jedoch Aussagen nur in folgendem Sinne möglich sind:

(a) Ist eine Verletzung noch während eines intakten Kreislaufs gesetzt worden oder postmortal?
(b) Besteht die größere Wahrscheinlichkeit dafür, daß eine untersuchte Verletzung kürzer (z.B. < 24 h) oder länger (z.B. > 3 Tage) überlebt wurde?

In der forensischen Praxis erfolgt kaum eine zeitliche Zuordnung von Verletzungen ohne zusätzliche Ermittlungsergebnisse; meist muß eine Diskriminierung vorgenommen werden, wobei 2 oder 3 unterschiedliche Überlebenszeitintervalle zur Diskussion stehen, so daß auch mit den bisher zur Verfügung stehenden spärlichen Beobachtungen bereits eine differenzierte Stellungnahme möglich ist.

Gedankliche Voraussetzung für diese Überlegungen ist die Gesetzmäßigkeit der Aufeinanderfolge unterschiedlicher Phänomene, wobei ein Phänomen jeweils das andere bedingt bzw. mitbedingt. Voraussetzung ist ferner, daß die Entwicklung jeden Phänomens Zeit benötigt. Da es sich bei der Entwicklung um bestimmte biochemische, immunologische und kinetische Prozesse handelt, läßt sich theoretisch auch eine Mindestzeit annehmen, die ablaufen muß, bis ein bestimmtes

Phänomene der Vitalität einer offenen Hautverletzung, wobei eine Überlebenszeit bis zu maximal 30 min zugrunde gelegt wird:

1) Biochemische Methoden
- Serotonin,
- freies Histamin,
- Kathepsin A, B, D,
- α-NAE.

2) Morphologische Methoden
- (Blutung),
- (Thrombozytenaggregation),
- extravasale neutrophile Granulozyten,
- Mastzelldegranulation,
- freigesetzte Proteinaseinhibitoren (α_1-ACT, α_1-AT, α_2-M),
- Muskel: Verlust der Phosphorylase.

Lokale Phänomene der Wundheilung bei kurzen Überlebenszeiten
(>30 min; <24 h)

1– 2 h: Muskel: Abnahme der ATPase u. NADH-Dehydrogenasen.
2– 3 h: Einzelne Makrophagen; Fibroblasten : Zunahme der Enzymaktivität: Aminopeptidase, α-NAE, ATPase.
2– 4 h: Zunahme der Peroxidasereaktivität.
4– 5 h: Fibroblasten: Zunahme der sauren Phosphatase.
7– 8 h: Fibroblasten: Zunahme der alkalischen Phosphatase.
7– 9 h: Makrophagenreaktion.
15–17 h: Erythrophagen.
24 h: Abnahme der Mastzelldichte; Zunahme regenerierender Epidermiszellen.

Lokale Phänomene der Wundheilung bei langen Überlebenszeiten (>24 h)

1– 2 Tage: Zunahme DNS-synthetisierender Zellen
 - epidermale Basalzellen,
 - Mastzellen,
 - Fibroblasten,
 - Endothelzellen;
 Zunahme der Mastzelldichte.
1– 3 Tage: Kollagen Typ III.
2– 9 Tage: Zunahme der Hemoxygenaseaktivität.
3 Tage: Siderophagen; Sprossung von Kapillaren; Toluidinblaumetachromasie; Prokollagen Typ I.
4 Tage: Extrazelluläres PAS-positives Material; Retikulin.
5 Tage: Kollagen Typ IV.
6 Tage: Kollagen Typ I; Gieson-positive Fasern.
9–11 Tage: Hämatoidin.
56 Tage: Anisotrope Fasern.

Phänomen erstmals nachweisbar wird. Die tabellarisch aufgeführten Intervalle stellen somit auch jeweils die im Schrifttum bekannt gewordenen, frühesten Zeitpunkte dar, zu denen die Phänomene beobachtet wurden.

Schon diese Zeitpunkte werden von unterschiedlichen Autoren auch verschieden datiert. Geht man davon aus, daß die Autoren sich bei ihren Beobachtungen nicht auf Verletzungen von Tieren, sondern auf Beobachtungen an menschlichem Gewebe beziehen, dann läßt sich die Variationsbreite nicht nur durch das unterschiedliche Ausmaß der Vorschädigung und Nebenerkrankungen erklären, die nahezu regelmäßig bei Patienten bzw. Leichen vorhanden gewesen sind. Sie ergibt sich auch durch die unterschiedliche Intensität der Suche nach einem Phänomen: Legt man z. B. mehrere Stufenschnitte mit spezieller Markierung der Granulozyten zugrunde, so wird man eher einzelne extravasale Zellen als erstes zytologisches Phänomen einer Wundreaktion entdecken können, als wenn man dem Untersuchungsbefund nur einen Schnitt zugrunde legt, der ferner ausschließlich mit Routinemethoden angefärbt wurde.

In der hier vorgenommenen Auflistung ist die Frage der Intensität, mit der ein Phänomen auftritt, nicht berücksichtigt worden: Handelt es sich nur um einzelne Granulozyten oder Siderophagen oder treten sie massenhaft auf? Aufgrund der zur Verfügung stehenden Anhaltspunkte aus dem Schrifttum lassen sich nur sehr vorsichtige Angaben zur Quantität machen.

Es fehlen ferner Informationen über die Korrelation der Phänomene untereinander und ihre Bedeutung für die Überlebenszeit.

Statistische Angaben zur Überlebenszeit nach traumatischer Einwirkung liegen – soweit die Literatur übersehen wird – bisher ausschließlich zur Wundaltersbestimmung von Hirnkontusionsblutungen vor (Oehmichen u. Raff 1980). Identische Untersuchungen müßten auch an der Hauptwunde vorgenommen werden, um forensisch relevante Aussagen zur Frage der Wahrscheinlichkeit einer Altersbestimmung machen zu können.

Die vorliegende Übersicht versuchte, aktuelle Aspekte anzusprechen, wobei besonders die Lücken im Spektrum in der Wundaltersschätzung auffielen. Demgegenüber kann festgestellt werden, daß die heute zur Verfügung stehenden Methoden die Frage der Vitalität in vielen Fällen zu beantworten erlaubt.

Ein Teil der Methoden, insbesondere der biochemischen Methoden (Nachweis des freien Histamins, Serotonins und Kathepsins D) ist relativ aufwendig und dürfte daher nur in wenigen Instituten Anwendung finden. Die Anzahl der übrigen Methoden ist jedoch groß genug, um tatsächlich in den meisten Fällen einer offenen Hautverletzung – auch bei relativ kurzem Überlebensintervall – eine Aussage zur Vitalität machen zu können. Dies gilt besonders auch für die Fragen, die sich nicht nur aufgrund lokaler Veränderungen, sondern zusätzlich durch systemische Veränderungen nachweisen lassen, wie z. B. die Frage bei einer Dekapitation durch Zugüberrollen: Wird u. a. ein Verbluten, eine Blutaspiration und/oder eine Luftembolie nachweisbar, stehen eine Reihe zusätzlicher Kriterien zur Frage der Vitalität zur Verfügung.

Einschränkung finden die hier aufgeführten Beobachtungen – auch zur Frage der Vitalität – dadurch, daß sich der Großteil der Befunde ausschließlich auf offene Hautverletzungen bezieht. Vitale Phänomene der geschlossenen Hautverletzungen wie Unterblutungen sowie in Strangmarken, Strommarken sowie

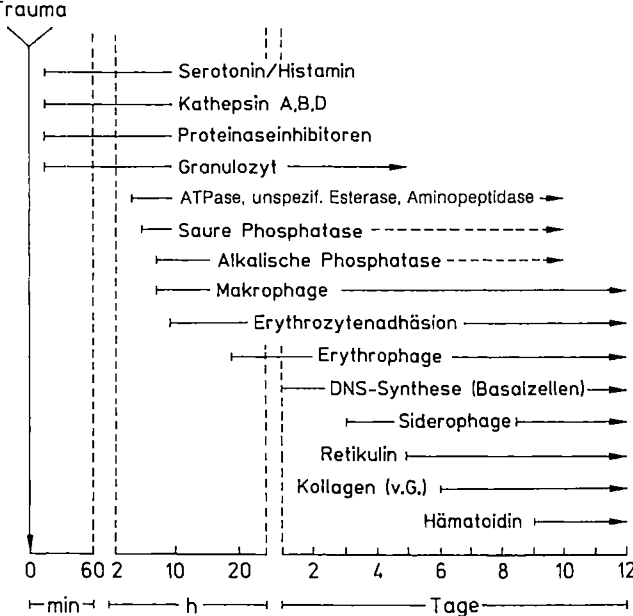

Abb. 28. Zusammenstellung von morphologischen und biochemischen Phänomenen auf einer Zeitachse zur Darstellung der Abhängigkeit ihres Nachweises von der Überlebenszeit. Wesentlich – und hier allein diskriminierend – ist der dargestellte *erste* Nachweis der einzelnen Phänomene

schließlich in Verletzungen unterschiedlicher anderer Organe oder Gewebe wurden (und konnten) nur angedeutet werden. Hier muß in der Regel ein anderes Zeitraster angenommen werden und oftmals sind zusätzliche, durch die Art des Traumas oder die Art der Zellpopulation bestimmte Phänomene zu berücksichtigen, so daß eine unkritische Übernahme der hier aufgeführten Zeitkorrelationen nicht vorgenommen werden darf.

Soll unter experimentellen Bedingungen der zeitliche Ablauf einer Wundheilung, besonders aber ihre Veränderung unter Einwirkung von Medikamenten, erfaßt werden, wird man sich auf eine Untersuchung der Phänomene beschränken, die durch die beabsichtigte Einflußnahme wahrscheinlich verändert werden könnten. Da es sich oft um In-vivo-Untersuchungen an Tier oder Mensch handelt, wurden zahlreiche eigene Methoden entwickelt, die hier überwiegend nur am Rande erwähnt werden konnten. Hierzu gehören u.a. folgende Phänomene:

Ödem: Bestimmung des Wassergehaltes, Volumenmessung, elektrophoretische Erfassung extravasaler Plasmaproteine;

Emigration von Granulozyten, Makrophagen und Lymphozyten: Häutchenpräparat, Verwendung eines Hautfenstermodells, radioaktive Markierung der unterschiedlichen Zelltypen;

Kollagensynthese: Erfassung der Elastizität und des Ausmaßes der Wundkontraktion, biochemische Bestimmung des Hydroxyprolingehaltes, immunelektrophoretische Quantifizierung der unterschiedlichen Kollagentypen.

Unter forensischem Aspekt wird, wie bereits erwähnt, das Vorgehen – besonders die Auswahl der darzustellenden, zeitabhängigen Phänomene – im wesentlichen durch die Zeitangaben bestimmt, die sich aus den Ermittlungen ergeben. Eine Beantwortung der Fragen zur Reihenfolge zahlreicher, kurzfristig hintereinander beigebrachter Verletzungen aufgrund des mikroskopischen Bildes dürfte allenfalls ein Projekt der Zukunft darstellen.

Bei der Beantwortung der konkreten Fragen wird man immer gleichzeitig den makroskopischen lokalen und allgemeinen Befund (z. B. Lokalisation und Verteilung der Verletzungen) wie auch die makroskopischen und mikroskopischen Veränderungen der inneren Organe aufgrund möglicherweise nachweisbarer systemischer Veränderungen wie bei Fettembolie, Aspiration, Schock usw. berücksichtigen.

Schließlich sind für die Beantwortung von Fragen der Vitalität und Überlebenszeit von Verletzungen zusätzliche Informationen durch die Ermittlungen von vorrangiger Bedeutung, wobei besonders die Auffindesituation, das Spurenbild und die Zeugenaussagen Hinweise geben, die dann allenfalls mit dem mikroskopischen Befund korreliert werden müssen.

Die in Abb. 28 aufgeführten Phänomene müssen daher nie alle zugleich an jedem ungeklärten Fall nachgewiesen werden, sondern jeweils nur die Phänomene, die die fraglichen Überlebenszeitintervalle diskriminieren könnten.

5 Nachweismethoden

Die zur Darstellung der Phänomene anzuwendenden mikroskopischen Methoden sollen an dieser Stelle nicht alle im Detail beschrieben werden, da sie unschwer nachlesbar sind (s.a. Raekallio 1980a, b). Die Fundstellen sollen aufgeführt werden:

- Proteinaseinhibitoren (Oehmichen et al. 1989);
- Granulozyten: Naphthol-AS-D-Chlorazetat-Esterase (Romeis 1989);
- Enzymaktivität: ATPase, unspezifische Esterase, Aminopeptidase, saure Phosphatase, alkalische Phosphatase (Romeis 1989);
- Makrophagen: α_1-ACT (Oehmichen et al. 1989); Dako-Mac 387 (Brandzaeg et al. 1987);
- Erythrozytenadhäsion: HE;
- Erythrophagen: HE;
- DNS-Synthese: Bromdesoxyuridinmethode (Oehmichen u. Schmidt 1988);
- Siderophagen: Berliner-Blau-Reaktion (Romeis 1989);
- Retikulin: Gomoris Retikulinfaserdarstellung (Romeis 1989);
- Kollagen: Gieson-Färbung (Romeis 1989);
- Hämatoidin: Berliner-Blau-Reaktion (Romeis 1989).

Demgegenüber sollen jedoch die biochemischen Methoden im Detail aufgeführt werden, wobei die Quantifizierung von Serotonin, freiem Histamin und Kathepsinen ausschließlich zur Erfassung der Vitalität – im Vergleich jeweils zur unbeschädigten Haut – herangezogen werden kann, während die Bestimmung der Peroxidaseaktivität und der Menge nachweisbarer Hydroxyproline eine Abhängigkeit von der Überlebenszeit aufweisen und daher beide Methoden auch zur Bestimmung des Wundalters herangezogen werden können.

Serotonin (Udenfried 1962; mod. nach Berg et al. 1968; vgl. auch Text S. 20)

Lösungen:
1) Boratpuffer: Zu 94,2 g Borsäure, gelöst in 3 l Aqua dest., werden 165 ml 10 n NaOH gegeben. Sättigung der Pufferlösung mit gereinigtem n-Butanol (s. unten) und NACl, schütteln. Das überschüssige n-Butanol wird durch Absaugen entfernt, während sich der Salzüberschuß absetzt; pH-Wert des Puffers 10,2.
2) Reinigung von n-Butanol: n-Butanol p.a. wird zunächst mit gleichem Volumen 0,1 n NaOH und anschließend mit 0,1 n HCl sowie 2mal mit Aqua dest. versetzt, schütteln.
3) Reinigung von Heptan (vgl. Reinigung von n-Butanol).

Arbeitsvorschrift:
Natives Gewebe wird aus dem Wundbereich sowie aus wundfernem Gewebe identischer Topographie entnommen (Mindestmenge: 100 mg) und in kleine Stükke geschnitten. Die Extraktion erfolgt mit 0,1 n HCl bei 4 °C innerhalb von 16–18 h. Filtration und Einstellen auf einen pH-Wert von 10 von 1,5 ml des Filtrates durch Zugabe wasserfreien Natriumkarbonats, Zugabe von 2,5 ml Boratpuffer, 3,5 ml Aqua dest., 2,5 g NaCl und 7,5 ml n-Butanol; 10 min schütteln; 5 min Zentrifugation bei 1500 g. Verwerfen der wäßrigen Phase. Zugabe von 7 ml Boratpuffer zu 7 ml Butanolphase, schütteln und zentrifugieren (s. oben).

5 ml der Butanolphase (Überstand) werden zu 10 ml Heptanlösung und 15 ml 0,1 n NaCl gegeben, unter Verwendung eines neuen Gefäßes. Die Mischung wird geschüttelt, zentrifugiert.

Der pH von 1 ml wäßriger Phase wird mit wasserfreiem Natriumkarbonat auf einen Wert von 2,5 eingestellt. Aktivierung der Lösung bei 295 mμ im Spektrophotofluorimeter und Messung der Fluoreszenz bei 345 mμ.

Freies Histamin (Shore et al. 1959; mod. nach Berg et al. 1968; vgl. auch Text S. 47)

Lösungen:
1) Tyrode-1-Lösung: 200 g NaCl, 5 g KCl, 5 g $CaCl_2$ und 2,5 g $MgCl_2$ in Aqua dest. lösen und auf 1000 ml auffüllen.
2) Tyrode-2-Lösung: 50 g Natriumhydrogenkarbonat und 5 g Natriumdihydrogenphosphat in Aqua dest. lösen und auf 1000 ml auffüllen.
3) 80 ml Tyrode-1 (Lösung 1) und 40 ml Tyrode-2 (Lösung 2) werden zusammengegeben und mit Aqua dest. auf 2000 ml aufgefüllt.
4) Kaliumbromid: 40 % gelöst in Aqua dest.
5) Karbonatpuffer: 0,2 mmol Natriumkarbonat, 0,1 mmol Natriumhydrogenkarbonat in Aqua dest., pH-Wert 10.
6) Natriumdiäthyldithiokarbamat: 15 ml einer 1,25 %igen Stammlösung in Aqua dest. lösen und auf 100 ml Aqua dest. auffüllen.
7) 2,4-Dinitrofluorbenzol: 2 %ige Lösung in Alc. abs.
8) Methyl-n-hexylketon (Fluka AG, Buchs/Schweiz).
9) Salzsäure 5 n.
10) Histaminstandardlösung: 0,2–0,3 μg Histamindihydrochlorid (Hoffmann La Roche, Basel/Schweiz) in 0,01 n Salzsäure lösen.
11) Thyochrom Decalso, 50–100 mesh (Fischer Scientific Company Fair Lawn/NJ, USA) – gewaschen in 3 %iger Essigsäure und Wasser, anschließend Trocknung.

Die Lösungen 1–7 sind bei 4 °C, die Histaminstandardlösung (Lösung 10) bei –20 °C zu lagern.

Arbeitsvorschrift:
Natives Gewebe wird aus dem Wundbereich sowie aus wundfernem Gewebe identischer Topographie entnommen (Mindestmenge 100 mg) und in kleine

Stücke geschnitten. Die Extraktion erfolgt in 5 ml Tyrodelösung (Lösung 3) bei +4 °C für 15–20 h. Anschließend wird der pH-Wert mit 0,1 n HCl auf einen Wert zwischen 3 und 5 eingestellt; Filtration und Übertragen der Lösung in eine Säule mit Decalso. Spülung der Gefäße mit 0,5 ml Tyrodelösung (Lösung 3).

Füllung der Säulen: Die Absorptionssäulen werden mit Wasser gefüllt und ein Unterstand von mit Säure gewaschenem Sand (40–60 mesh) von wenigen Millimetern Dicke erstellt. Darüber wird Decalso in einer Schichtdicke von 3 cm ·(±0,3 cm) zugegeben.

Absorption und Elution des Histamins: Die Lösung wird mit einer möglichst konstanten Geschwindigkeit von 2–3 Tropfen/min in die Säule gegeben: nach Passage durch die Säule wird diese mit 5 ml Wasser gewaschen, wobei die letzten Wassertropfen durchgeblasen werden. Anschließend erfolgt eine Trocknung im Brutschrank bei +80 °C.

Das absorbierte Histamin wird mit 0,5 ml 40 %iger, vorgewärmter Kaliumbromidlösung eluiert. Die Elutionslösung wird direkt über das Decalso eingebracht. Anschließend wird die Lösung in einem Gefäß gesammelt, das 40 µl der Natriumdiäthyldithiokarbamatlösung enthält. Die letzten Tropfen der Elution werden ebenso durchgeblasen und danach 0,2 ml Wasser über Decalso eingegeben. Das Wasser wird im gleichen Gefäß gesammelt.

Farbentwicklung, Extraktion und Ablesung: Standard- und Leerlösungen werden im gleichen Prozeß analysiert wie die Proben. Zum Eluat werden 250 µl Karbonatpuffer und 20 µl 2,4-Dinitrofluorbenzol zugefügt. Das Gefäß wird 30 min auf 60 °C erhitzt. Nach Hinzufügen von 0,4 ml Methyl-n-hexylketon wird das Gefäß 30 s mit dem Micromix 3350 (Eppendorff) geschüttelt und die Mischung 5 min bei 4500 U/min zentrifugiert.

300 µl der Ketonschicht werden in ein Gefäß verbracht, das 200 µl 5 n HCl enthält. Die Lösung wird exakt 10 s geschüttelt und anschließend bei 1500 g 5 min lang zentrifugiert. Die Ketonschicht wird verworfen und die Säurephase im Beckmann-DB-Spektrophotometer in einer Mikroküvette bei 350 nm abgelesen.

Aktivität von Kathepsin A, B und D (mod. nach Hernandez-Cueto et al. 1987; vgl. auch Text S. 12)

Kathepsin A (Bowen u. Davison 1973): Homogenisierung der Gewebeprobe in 2 Vol.-% eisgekühltem 10 mmol/l Natriumphosphatpuffer, der 8 mmol/l 2-Mercaptoäthanol enthält und auf einen pH-Wert von 6,5 eingestellt ist. Zentrifugation des Homogenats bei 4500 U/min und Inkubation der Reaktionsmischung (100 µl Homogenisat, 0,2 ml N-Carbobenzoxy-L-glycin-L-tyrosin 0,002 mol/l, 0,2 ml 0,75 mol/l Acetatpuffer, pH 5,0) für 180 min bei +37 °C. Messung der Enzymaktivität mit einem Perkin-Elmer-Spektrofluorimeter, Modell MPF 43 A, angeregt bei 390 nm, gemessen bei 480 nm.

Die jeweilige Zunahme der Anzeige im Spektrofluorimeter um 1 cm gilt als eine Einheit der Kathepsinaktivität (vgl. auch Kathepsin B und D).

Kathepsin B (Suhar u. Marks 1979): Homogenisierung der Gewebeprobe in 1 Vol.-% 0,1 mol/l Acetatpuffer, der 0,2 mol/l NaCl, 1 mmol/l EDTA und 2 mmol/l β-Mercaptoäthanol enthält und auf einen pH-Wert von 5,5 eingestellt ist. Zentrifugation bei 4500 U/min und Inkubation des Reaktionsgemischs (100 µl Homogenisat, 1,3 ml 0,1 M Phosphatpuffer mit 2,5 mmol/l Cystein, 1 mmol/l EDTA, 50 µl Benzoyl-β-napthylamid) bei 37 °C für 15 min. Messung (wie oben angegeben) unter Aktivierung bei 395 nm und Ablesung bei 415 nm.

Kathepsin D (Yamamoto et al. 1979): Homogenisierung der Gewebeprobe in 2 Volumina einer 1 %gen NaCl-Lösung, die 2 % Butanol und 0,1 % Triton X-100 enthält und auf einen pH-Wert von 7,0 eingestellt ist.

Zentrifugation bei 4500 U/min. Inkubation des Reaktionsgemischs (100 µl Homogenisat, 0,25 ml 0,1 mol/l Acetatpuffer und 0,5 ml 2,5 %ige Hämoglobinlösung, eingestellt mit Acetatpuffer auf einen pH-Wert von 3,8) bei 37 °C für 40 min. Messung der Enzymaktivität mit einem Beckmann-Spektrophotometer, Modell 25, bei 280 nm.

Peroxidaseaktivität (Lundberg et al. 1984; mod. nach Laiho 1988; vgl. auch Text S. 26)

Natives Gewebe wird bei Zimmertemperatur kleingeschnitten, in eine 0,5 %ige Lösung Cetyltrimethylammoniumbromid (Merck) gegeben und sorgfältig bei Zimmertemperatur unter Zugabe von 3 ml obengenannter Lösung pro 100 mg Gewebe (Naßgewicht) homogenisiert. Das Homogenisat wird tiefgefroren, anschließend aufgetaut, bis ausschließlich noch im Zentrum des Homogenisates Eiskristalle enthalten sind. Anschließend wird das Gefäß mit Homogenisat für 15 min in ein Eisbad gestellt, unter Kühlung ($+4$ °C) für 30 min bei etwa 4900 g zentrifugiert. Messung der Enzymaktivität im Überstand mit der σ-Dianisidin-Hydrogenperoxid-Methode (Lundberg u. Arfors, 1983):

0,3 ml des Überstandes werden mit 1,8 ml eines 0,01 mol/l Phosphatpuffers (pH-Wert 6,5) gemischt, der 0,0005 % Hydrogenperoxid (Merck) und 0,223 mg/ml σ-Dianisidin-Dihydrochlorid (Sigma) enthält. Messung in einem Spektrophotometer der Fa. Beckman bei einer Absorptionsänderung bei 460 nm und 25 °C. Die Nullwertbestimmung erfolgt nach Messung desselben Überstandes unter Zugabe gleicher Reagenzien mit Ausnahme des Hydrogenperoxids. Die erhaltenen Nullwerte wurden von den Meßwerten abgezogen.

Eine Einheit Myeloperoxidaseaktivität wird definiert als die Enzymmenge, die 1 mM Hydrogenperoxid /min bei 25 °C aufbraucht. Die Beziehung zwischen oxidiertem Farbstoff und mol aufgebrauchtem Hydrogenperoxids wird berechnet unter Berücksichtigung der molaren Absorption $1,3 \cdot 10^4$ cm bei 460 nm. Die Enzymaktivität wird ausgedrückt in Einheiten pro Gramm Trockengewicht des Gewebes, wozu eine ausreichende Menge des Homogenates bei 120 °C für mindestens 24 h getrocknet wird.

Hydroxyprolinbestimmung (Struck u. Nagelschmidt 1977; vgl. auch Text S. 59 f.)

Reagenzien und Lösungen:
1) Pufferstammlösung (pH-Wert = 6): 12,5 g Citronensäure-1-hydrat, 3 ml 96%ige Essigsäure, 30 g Natriumacetat · 3 H_2O und 8,5 g Natriumhydroxyd, Aqua dest. auf 250 ml auffüllen.
2) Puffer für Chloramin-T-Lösung: Zu 100 ml Pufferstammlösung wurden 20 ml Aqua dest. und 30 ml n-Propanol gegeben.
3) Puffer für Farbreaktion: Zu 20 ml Pufferstammlösung werden 80 ml Aqua dest. und 100 ml n-Propanol gegeben.
4) Chloramin-T-Lösung: 1,41 mg Chloramin-T in 10 ml Aqua dest. lösen, 10 ml n-Propanol zugeben und das Volumen mit Puffer (Lösung 2) auf 100 ml auffüllen.
5) Farbreagens: 3 g p-Dimethylaminobenzaldehyd in 12 ml n-Propanol suspendieren, anschließend 5,2 ml Perchlorsäure zugeben und auf 20 ml auffüllen.
6) 60%ige Perchlorsäure.
7) n-Propanol.
8) Hydroxyprolinstandardlösungen: Verdünnung einer Stammlösung (50 mg/l = 381 mmol/l. Fa. Organon Teknika GmbH, München) mit Aquadest.

Die Pufferstammlösung hält mehrere Wochen. Die Hydroxyprolinstandardlösungen werden täglich frisch bereitet; Lösung 5 ist bei 4 °C eine Woche haltbar; die übrigen Lösungen können mindestens 3 Wochen lang benutzt werden.

Arbeitsvorschrift:
1) Maximal 200 mg Frischgewicht von Gewebe, ohne Fett, in 2,0 ml 6 n HCl für 16 h bei 105 °C hydrolisieren und unter fließendem Wasser abkühlen.
2) Partikel abzentrifugieren (1000 g) und Überstand abpipettieren, in Eppendorff-Hütchen geben. Der Überstand ist bei Zimmertemperatur längere Zeit haltbar.
3) 50 µl Überstand in ein Schliffreagenzglas geben und am Rotationsverdampfer 10 min im Wasserbad bei 60 °C trocknen.
4) 0,5 ml Lösung 3 und 0,2 ml Lösung 4 dazugeben, schütteln und 20 min stehen lassen; anschließend 0,2 ml Aldehydlösung (Lösung 5) hinzugeben und schütteln.
5) Die erhaltene Lösung wird 15 min bei 60 °C im Wasserbad erwärmt und anschließend unter fließendem Wasser abgekühlt.
6) Zugabe von 0,2 ml Propanol, schütteln, 10 min stehen lassen.
7) Messen innerhalb von 40 min bei 546 nm im Photometer. Das Photometer ist vorher mittels Propanol auf Null gestellt worden.

Literaturverzeichnis

Abercrombie M (1966) Initiation and control of cell locomotion. In: Illingworth CW (ed) Wound healing. Churchill, London, pp 61–68

Abercrombie M, Flint MH, Hames DW (1954) Collagen formation and wound contraction during repair of small excised wounds in skin of rats. J Embryol Exp Morphol 2:262–274

Abercrombie M, Dunn GA, Heath JP (1977) The shape and movement of fibroblasts in culture. In: Lash W, Burger MM (eds) Cell and tissue interactions. Raven, New York, pp 57–70

Adair HM (1978) Epithelial mitotic activity in experimental gastric wounds. J Anat 125:401–407

Adams DO, Hamilton TA (1988) Phagocytic cells: cytotoxic activities of macrophages. In: Gallin JI, Goldstein IM, Snyderman R (eds) Inflammation, basic principles and clinical correlates. Raven, New York, pp 471–492

Adams RD, Sidman RL (1968) Introduction to neuropathology. McGraw-Hill, New York

Alles JU, Schulz A (1986) Immunocytochemical markers (endothelial and histiocytic) and ultrastructure of primary aneurysmal bone cysts. Human Pathol 17:39–44

Allgöwer M (1956) The cellular basis of wound repair. Thomas, Springfield/IL

Allison AC (1978) Macrophage activation and nonspecific immunity. Int Rev Exp Pathol 19:303–346

Allison AC (1984) Role of macrophage activation in the pathogenesis of chronic inflammation and its pharmacological control. Adv Inflamm Res 7:201–222

Allison AC, Hart PDA (1968) Potentiation by silica of the growth of mycobacterium tuberculosis in macrophage cultures. Br J Exp Pathol 49:465–476

Allison F, Smith MR, Wood WB (1955) Studies on the pathogenesis of acute inflammation: I. The inflammatory reaction to the thermal injury as observed in the rabbit ear chamber. J Exp Med 102:655–667

Altmannsberger M (1988) Intermediärfilamentproteine als Marker in der Tumordiagnostik. Fischer, Stuttgart New York

Altmannsberger M, Alles JU, Fitz H, Jundt G, Osborn M (1986) Mesenchymale Tumormarker. Verh Dtsch Ges Pathol 70:51–63

Andujar MB, Hartmann DJ, Emonard H, Magloire H (1988) Distribution and synthesis of type I and type III collagens in developing mouse molar tooth root. Histochemistry 88:131–140

Angle MJ, McManus LM, Pinckhard RN (1986) Age-dependent differential development of leukotactic and vasoactive responsiveness to acute inflammatory mediators. Lab Invest 55:616–621

Antoniades HN, Hunkapiller MW (1983) Human platelet-derived growth factor (PDGF): Aminoterminal amino acid sequence. Science 220:963–965

Arizono N, Koreto O, Nakao S, Iwai Y, Kushima R, Takeoka O (1987) Phenotypic changes in mast cells proliferating in the rat lung following infection with Nippostrongylus brasiliensis. Virchows Arch [B] 54:1–7

Asboe-Hansen G (1950) A survey of the normal and pathological occurrence of mucinous substances and mast cells in the dermal connective tissue in man. Acta Derm Venereol (Stockh) 30:338–347

Ashton N (1961) Neovascularization in ocular disease. Trans Ophthalmol Soc UK 81:145–161

Aulick LH, Baze WB, McLeod CG, Wilmore DW (1980) Control of blood flow in a large surface wound. Ann Surg 191:249–258

Austgulen R, Hammerstrøm J, Nissen-Meyer J (1987) In vitro cultured human monocytes release fibroblast proliferation factors different from interleukin 1. J Leukocyte Biol 42:1–8

Bailey AJ (1975) Collagen polymorphism in experimental granulation tissue. Biochem Biophys Res Commun 66:1160–1165

Baker JR, Bassett EG, De Souza P (1976) Eosinophils in healing dermal wounds. J Anat 121:401–425

Balázs G (1933) Eigentümliche Hautbefunde nach Sturz ins Wasser. Dtsch Z Gesamte Gerichtl Med 21:515–519

Banda MJ, Dwyer KS, Beckmann A (1985) Wound fluid angiogenesis factor stimulates the directed migration of capillary endothelial cells. J Cell Biochem 29:183–193

Barbul A (1988) Role of T cell-dependent immune system in wound healing. In: Barbul A, Pines E, Caldwell M, Hunt TK (eds) Growth factors and other aspects of wound healing. Liss, New York, pp 161–175

Barnes DWH, Evans EP, Loutit JF (1971) Lokal origin of fibroblasts deduced from sarcomas induced in chimeras by implants of pliable disks. Nature 233:267–268

Barnes JJ, Morton LF, Bennett RC, Bailey AJ, Sims TJ (1976) Presence of type III-collagen in guinea-pig dermal scar. Biochem J 157:263–270

Barrett AJ (1972a) Cathepsin A. In: Dingle JT (ed) Lysosomes, a laboratory handbook. North Holland Publ, Amsterdam, pp 88–89

Barrett AJ (1972b) Cathepsin B_1 and cathepsin B_2. In Dingle JT (ed) Lysomes, a laboratory handbook. North Holland Publ, Amsterdam, pp 91–92

Barrett AJ (1972c) Cathepsin D. In: Dingle JT (ed) Lysosomes, a laboratory handbook. North Holland Publ, Amsterdam, pp 123–124

Bar-Shavit R, Kahn A, Wilner GD (1983) Monocyte chemotaxis: Stimulation by specific exosite region in thrombin. Science 220:728–731

Bassett EG, Baker JR, Baker PA, Myers DB (1976) Comparison of collagenase activity in eosinophil and neutrophil fractions. Aust J Exp Biol Med Sci 54:459–465

Bassett EG, Baker JR, De Soŭza P (1977) A light microscopical study of healing incised dermal wounds in rats with special references to eosinophil leucocytes and to the collagenous fibres of the periwound areas. Br J Exp Pathol 58:581–605

Baum JL (1971) Source of the fibroblast in central corneal wound healing. Arch Ophthalmol 85:473–477

Beatty K, Bieth J, Travis J (1980) Kinetics of association of serine proteinases with native and oxidized alpha-1-proteinases inhibitor and alpha-1-antichymotrypsin. J Biol Chem 255:3931–3934

Bedossa P, Bacci J, Lemaigre G, Martin E (1987) Effects of fixation and processing on the immunohistochemical visualization of type-I, -III and -IV collagen in paraffinembedded liver tissue. Histochemistry 88:85–89

Befus D, Lee T, Goto T, Goodacre R, Shanahan F, Bienenstock J (1986) Histologic and functional properties of mast cells in rats and humans. In: Befus AD (ed) Mast cell differentiation and heterogeneity. Raven, New York, pp 205–213

Benditt EP, Bader S, Arase M, Corley C, Lam KB (1954) Relationship of mast cells and histamine to mechanism of edema production by ovomucoid in rats. Fed Proc 13:422–423

Beneke G (1972) Altersbestimmung von Verletzungen innerer Organe. Z Rechtsmed 71:1–16

Benestad HB, Laerum OD (1989) The neutrophilic granulocyte. In: Iversen OH (ed) Cell kinetics of the inflammatory reaction. Springer, Berlin Heidelberg New York Tokyo, pp 7–36

Benveniste J, Vargaftig BB (1982) The role of thrombocytes in inflammation. In: Allen RC, Bienvenu J et al (eds) Marker proteins in inflammation, vol 1. De Gruyter, pp 57–65

Berg S (1972) Die Altersbestimmung von Hautverletzungen. Z Rechtsmed 70:121–135

Berg S (1975) Vitale Reaktionen und Zeiteinschätzungen. In: Mueller B (Hrsg) Gerichtliche Medizin, Bd 1. Springer, Berlin Heidelberg New York, S 327–340

Berg S, Bonte W (1971) Praktische Erfahrungen mit der biochemischen Wundaltersbestimmung. Beitr Gerichtl Med 28:108–114

Berg S, Elbel R (1969) Altersbestimmung subkutaner Blutungen. MMW 111:1185–1190

Berg S, Ditt J, Friedrich D, Bonte W (1968) Möglichkeiten der biochemischen Wundaltersbestimmung. Dtsch Z Gerichtl Med 63:183–198

Berg S, Bode G, Sekardi L (1974) Radiochemische Untersuchungen über den Verwendungsstoffwechsel von Leichenhaut in der Supravitalphase. Beitr Gerichtl Med 31:280–285

Berg S, Bode G, Garbe G, Sillus U (1977) Der Einfluß von Blutverlust und Alkohol auf die frühen Wundreaktionen. Z Rechtsmed 80:39–49

Berninger RW (1986a) $Alpha_1$-antitrypsin. J Med Exp Clin 16:23–99

Berninger RW (1986b) Alpha$_1$-antichymotrypsin. J Med Exp Clin 16:101–128

Bersani Amodo CA, Garcia Leme J (1982) Some characteristics of the participation of lymphocytes in non-immune inflammation. Br J Exp Pathol 63:463–471

Bertheussen KJ, Diemer NH, Proestholm J, Klinken L (1978) Pulmonary excretion of carbon black injected into the cerebral ventricles of the rat. Acta Pathol Microbiol Scand 86:90–92

Bessis M (1974) Necrotaxis: chemotaxis towards an injured cell. Antibiot Chemother 19:369–381

Bevilacqua MP, Gibrone MA (1987) Inducible endothelial functions in inflammation and coagulation. Semin Thromb Hemost 13:425–433

Biddinger PW (1987) Postmortem wound dehiscence. A report of three cases. Am J Forensic Med Pathol 8:120–122

Biesele JJ (1944) Ribonucleic acid and heterochromatin in epidermal carcinogenesis. Cancer Res 4:737–750

Birdwell CR, Gospodarowicz D (1977) Factors from 3T3 cells stimulate proliferation of cultured vascular endothelial cells. Nature 268:528–531

Birnbaum R, Unger T, Nagelschmidt M, Struck H (1982) Amino acid-p-nitroanilide and -β-naphthylamide cleaving activities in rat serum. Res Exp Med (Berl) 181:105–112

Block P, Seiter I, Oehlert W (1963) Autoradiographic studies of the initial cellular response to injury. Exp Cell Res 30:311–321

Blum H (1937) Zur Frage der Unterscheidbarkeit vitaler und postmortaler Gewebeveränderungen am Beispiel der Strangfurchen beim Erhängungstod. Virchows Arch [A] 299:754–766

Bode G, Garbe G, Stöckigt W, Förster B (1979) Der Einfluß von Schlafmitteln auf die Entwicklung der morphologischen und biochemischen Wundreaktionen. Z Rechtsmed 82:337–347

Bode G, Garbe G, Ick D (1980) Der Einfluß von Kälte bzw. Tod durch Erfrieren auf die frühen Wundheilungsvorgänge an Hautschnittwunden. Beitr Gerichtl Med 38:119–124

Böhm E, Hochkirchen KH (1983) Zur Ultrastruktur vitaler, postmortaler und autolysierter Gerinnsel. Forensic Sci Int 21:117–127

Bolam JP, Smith MJH (1977) Platelets in inflammatory exudates. J Pharm Pharmacol 29:674–676

Bole GG (1963) The incorporation of p^{32}-labeled orthophosphate and glycerol into lipids and polyvenyl sponge granuluma. J Clin Invest 42:787–798

Boltz W (1951) Histologische Untersuchungen an Injektionsspuren. Dtsch Z Gesamte Gerichtl Med 40:181–191

Bond MD, Auld DS, Lobb RR (1986) A convenient fluorescent assay for vertebrale collagenase. Anal Biochem 155:315–321

Bonte W, Herrmann V (1978) Aktivitätsveränderungen der unspezifischen Esterasen im Wundheilungsprozeß. Untersuchungen mit Hilfe der Elektrofokussierung. Z Rechtsmed 82:179–187

Boucek RJ, Alvarez TR (1969) 5-Hydroxytryptamine: A cytospedific growth stimulator of cultured fibroblasts. Science 167:898–899

Bourne GH (1981) Nutrition and wound healing. In: Glynn LE (ed) Tissue repair and regeneration. Elsevier/North-Holland, Biomedical Press, Amsterdam New York Oxford, pp 211–242

Bowen DM, Davison ND (1973) Cathepsin A in human brain and spleen. Biochem J 131:417–419

Brachet J (1942) La localisation des acides pentosenucléiques dans les tissus animaux et les oeufs d'Amphibiens en voie de développement. Arch Biol (Liege) 53:207–257

Brandtzaeg P, Dale I, Fagerhol MK (1987) Distribution of a formalin-resistant myelomonocytic antigen (L1) in human tissue. I. Comparison with other leukocyte markers by paired immunofluorescende and immunoenzyme staining. Am J Clin Pathol 87:681–699

Braunstein PW, Cuenoud HF, Majno JI (1980) Platelets, fibroblasts and inflammation. Am J Pathol 99:53

Bretscher MS (1988) Fibroblasts on the move. J Cell Biol 106:235–237

Brown GL, Nanney LB, Griffen J et al (1989) Enhancement of wound healing by topical treatment with epidermal growth factor. New Engl J Med 321:76–79

Buchanan JM, Chen LB, Zetter BR (1978) Are high-molecular-weight glycoproteins regulators of cellular growth? Ann NY Acad Sci 312:293–298

Bullough WS (1966) Cell replacement after tissue damage. In: Illingworth C (ed) Wound healing. Churchill, London, pp 49–59

Bullough WS (1973) The epidermal chalone. Natl Cancer Inst Monogr 38:94–107

Bullough WS, Laurence EB (1960) The control of mitotic activity in mouse skin. Exp Cell Res 21:394–405

Buntrock P, Buntrock M, Marx I, Krank D, Jentsch KD, Heder G (1984) Stimulation of wound healing, using brain extract with fibroblast growth factor (FGF) activity. III. Electron microscopy, autoradiography and ultrastructural autoradiography of granulation tissues. Exp Pathol 26:247–254

Buris L (1974) Autoradiographic examinations in the early period of wound healing. Acta Histochem 48:286–290

Cameron GR, Seneviratne RD (1947) Growth and repair in adipose tissue. J Pathol Bacteriol 59:665–676

Cannistra SA, Griffin JD (1988) Regulation of the production and function of granulocytes and monocytes. Semin Hematol 25:173–188

Casey WJ, Peacock EE, Chvapil M (1976) Induction of collagen synthesis in rats by transplantation of allogenic macrophages. Surg Forum 27:53–55

Castor CW (1981) Autacoid regulation of wound healing. In: Glynn LE (ed) Tissue repair and regeneration. Elsevier/North Holland, Biomedical Press, Amsterdam New York Oxford, pp 177–209

Chiang TM, Postlethwaite AE, Beachey EH (1978) Binding of chemostatic collagen-derived peptides to fibroblasts. J Clin Invest 62:916–922

Chlumsky V (1899) Experimentelle Untersuchungen über die verschiedenen Methoden der Darmvereinigung. Bruns Beitr Klin Chir 25:539–600

Christophers E, Braun-Falco O (1967) Epidermale Regeneration am Meerschweinchenohr nach Hornhautabriß. Eine autoradiographische Untersuchung. Arch Klin Exp Derm 231:85–96

Clark ER, Clark EL (1930) Observations on the macrophages of living amphibian larvae. Am J Anat 46:91–143

Clark ER, Clark EL (1935) Observations of changes in blood vascular endothelium in the living animal. Am J Anat 57:385–438

Clark ER, Clark EL, Rex RO (1936) Observations on polymorphonuclear leukocytes in the living animal. Am J Anat 59:123–173

Clark MR (1988) Senescence of red blood cells: progress and problems. Physiol Rev 68:503–554

Clark RAF, Lanigan JM, Dellepella P (1982a) Fibronectin and fibrin provide a provisional matrix for epidermal cell migration during wound reepithelializytion. J Invest Dermatol 79:264–276

Clark RAF, Dellepella P, Manseau E (1982b) Blood vessel fibronectin increases in conjunction with endothelial cell proliferation and capillary ingrowth during wound healing. J Invest Dermatol 79:264–269

Clement-Noel H (1944) Les acides pentosenucléiques et la régénération. Ann Soc R Zool Belg 75:25–33

Clore JN, Cohen JK, Diegelmann RF (1979) Quantitation of collagen-types I and III during wound healing in rat skin. Proc Soc Exp Biol Med 161:337–340

Cohen IK, Moore CD, Diegelmann RF (1979) Onset and localization of collagen synthesis during wound healing in open rat skin wounds. Proc Soc Exp Biol 160:458–462

Cohnheim J (1867) Über Entzündung und Eiterung. Virchows Arch [A] 40:1–79

Colditz IG (1987) Early accumulation of neutrophils in acute inflammatory lesion. In: Movat HZ (ed) Leukocyte emigration and ist sequelae. Karger, Basel, pp 14–23

Colditz IG (1988) Two patterns of early neutrophil accumulation in acute inflammatory lesions. Inflammation 12:251–263

Cotran RS (1965) The delayed and prolonged vascular leakage in inflammation. II. An electron microscopic study of vascular response after thermal injury. Am J Pathol 46:589–620

Cotran RS (1987) New roles for the endothelium in inflammation and immunity. Am J Pathol 129:407–413

Cottier H (ed) (1980) Pathogenese. Handbuch für die ärztliche Fortbildung. Springer, Berlin Heidelberg New York

Cottier H, Dreher R, Keller HU, Roos B, Hess MW (1976) Cytokinetic aspects of wound healing. In: Longacre JJ (ed) The ultrastructure of collagen. Thomas, Springfield/IL, pp 108–131

Craane H, Emeis JJ, Lindeman J, Nieuwenhuizen W (1978) Immunohistochemical detection of fibrin microthrombin during disseminated intravascular coagulation in rats. Histochemistry 57:97–105

Cuthbertson AM (1959) Contraction of full thickness skin wounds in rat. Surg Gynecol Obstet 108:421–432

Cybulsky MI, Colditz IG, Movat HZ (1986) The role of interleukin-1 in neutrophil leukocyte emigration induced by endotoxin. Am J Pathol 124:367–372

Dale GL (1988) Does surface bound immunoglobulin mediate erythrocyte death? Blood Cells 14:36–38

Davidson JN, Waymouth C (1944) Factors in pancreatin which influence the nucleoprotein content of fibroblasts growing in vitro. Q J Exp Physiol 33:25–33

Davidson S, Kinarty A, Coleman R, Reshep A, Ginsburg H (1986) Fibroblasts are required for mast cell granule synthesis. In: Befus AD (ed) Mast cell differentiation and heterogeneity. Raven, New York, pp 15–123

Davies DJ, Ryan GB (1981) Regeneration and repair in the kidney. In: Glynn LE (ed) Tissue repair and regeneration. Elsevier/North Holland, Biomedical Press, Amsterdam New York Oxford, pp 515–575

DeLustro F, Sherer GK, Leroy EC (1980) Human monocyte stimulation of fibroblast growth by a suluble mediator(s). J Reticuloendothel Soc 28:519–531

Dettling J, Schönberg S, Schwarz F (1951) Lehrbuch der gerichtlichen Medizin. Karger, Basel

De Vito RV (1965) Healing of wounds. Surg Clin North Am 45:441–459

Diegelmann RF, Rothkopf LC, Cohen IK (1975) Measurement of collagen biosynthesis during wound healing. J Surg Res 19:239–243

Ditscherlein G, Kunde D (1970) Enzymhistochemische Befunde bei der Wundheilung nach Nierenpunktion. Experimentelle Untersuchungen am Kaninchen. Exp Pathol 4:128–142

Doerr W (1972) Plötzlicher Herztod – Morphologische Aspekte. Verh Dtsch Ges Inn Med 78:944–969

Doerr W, Kayser K (1977) Coronarthrombose und Herzinfarkt, statistische Untersuchungen. In: Schettler G, Horsch A, Mörl H, Orth H, Weizel A (Hrsg) Der Herzinfarkt. Schattauer, Stuttgart New York, S 103–119

Dohlmann JG, Goetzl WJ (1985) Determinants of generation and structural heterogeneity of fibroblast-activating principles of human mononuclear phagocytes. In: Furth R von (ed) Mononuclear phagocytes. Nijhoff, Dordrecht, pp 303–308

Donoff RB (1970) Wound healing: biochemical events and potential role of collagenase. J Oral Surg 28:366–363

Donoff RB, McLennan JE, Grillo HC (1971) Preparation and properties of collagenases from epithelium and mesenchyme of healing mammalina wounds. Biochem Biophys Acta 227:639–653

Douglas DM (1963) Wound healing and management. A monograph for surgeons. Livingstone, Edinburgh London

Duance VC, Bailey AJ (1981) Biosynthesis and degradation of collagen. In: Glynn LE (ed) Tissue repair and regeneration. Elsevier/North Holland, Biomedical Press, Amsterdam New York Oxford, pp 51–109

Dunphy JE, Udupa KN (1955) Chemical and histochemical sequences in the normal healing of wounds. N Engl J Med 253:847–851

Eger W, Kämmerer H (1967) On the regeneration of bone tissue examined with tetracyline in transparent bone sections. Symp Biol Hung 7:179–189

Egger G, Spendel S, Porta S (1988) Characteristics of ingress and life span of neutrophils at a site of acute inflammation determined with the sephadex model in rats. Exp Pathol 35:209–218

Eisenmenger W (1977) Zur histologischen und histochemischen Altersbestimmung gedeckter Hirnrindenverletzungen. Habilitationsschrift, Universität München

Eisenmenger W, Nerlich A, Glück G (1988) Die Bedeutung des Kollagens bei der Wundaltersbestimmung. Z Rechtsmed 100:79–100

Enerbäck L, Norrby K (1989) The mast cell. In: Iversen OH (ed) Cell kinetics of the inflammatory reaction. Springer, Berlin Heidelberg New York Tokyo, pp 169–204

Enerbäck L, Miller HRP, Mayrhofer G (1986) Methods for the identification and characterization of mast cells by light microscopy. In: Befus AD (ed) Mast cell differentiation and heterogeneity. Raven, New York, pp 405–417

England MA, Cowper SV (1977) Wound healing in the early chick embryo studied by scanning electron microscopy. Anat Embryol 152:1–14

Epstein WL, Sullivan DS (1964) Epidermal mitotic activity in wounded human skin. In: Advances in biology of skin, vol. 5. Pergamon Press, Oxford London Edinburgh New York Paris Frankfurt, pp 68–90

Etherington DJ (1980) Proteinases in collagen breakdown. Ciba Found Symp 75:87–103

Fatteh A (1966) Histochemical distinction between antemortem and postmortem skin wounds. J Forensic Sci 11:17–27

Fatteh A (1971) Distinction between antemortem and postmortem wounds: a study of elastic fibers in human skin. J Forensic Sci 16:393–396

Fawcett DW (1955) An experimental study of mast cell degranulation and regeneration. Anat Rec 121:29–43

Fazekas IG, Viragos-Kis E (1965) Der Gehalt der Erhängungsfurche an freiem Histamin als vitale Reaktion. Dtsch Z Gerichtl Med 56:250–268

Fazekas IG, Viragos-Kis E (1967) Über den Gehalt der menschlichen Haut verschiedener Körperregionen an freiem und Gesamt-Histamin. Dtsch Z Gerichtl Med 61:107–116

Fazekas IG, Viragos-Kis E (1971) Der Gehalt verschiedener Verletzungen an freiem Histamin als Vitalreaktion. Z Rechtsmed 68:86–94

Fishel RS, Barbul A, Beschorner E, Wasserkrug HL, Efron G (1987) Lymphocyte participation in wound healing. Morphologic assessment using monoclonal antibodies. Ann Surg 206:25–47

Fishman M, Weinberg DS (1979) Functional heterogeneity among peritoneal macrophages. II. Enzyme content of macrophage subpupulations. Cell Immunol 45:437–445

Fogdestam I, Gottrup F (1980) Biomechanical methods in wound-healing research with special reference to skin and gastrontestinal tract. In: Viidik A, Vuust J (eds) Biology of collagen. Academic Press, London New York, pp 363–371

Földes V, Mojzes L, Antal A (1987) Vital reactions in paccionian granulations. Z Rechtsmed 98:165–173

Forster O, Landy M (1981) Heterogeneity of mononuclear phagocytes. Academic Press, London

Fräki JE, Lazarus GS, Hopsu-Havu V (1983) Protein catabolism in the skin. In: Goldsmith LA (ed) Biochemistry and physiology of the skin. Oxford Press, New York, pp 338–362

Francois J (1970) Ocular manifestation of collagenosis. Adv Ophthalmol 23:1–54

Franzblau C, Forster JA, Farris B (1977) The role of crosslinking fiber. Adv Exp Med Biol 79:313–327

Frick A (1954) Die histologische Altersbestimmung von Schnittwunden der menschlichen Haut. Schweiz Z Pathol 17:685–703

Friebel L, Woohsmann H (1968) Die Altersbestimmung von Kanüleneinstichen mittels enzymhistochemischer Methoden. Dtsch Z Gesamte Gerichtl Med 62:252–260

Friede RL (1989) Development neuropathology, 2nd edn. Springer, Berlin Heidelberg New York Tokyo

Furth R van, Disselhoff-Den Dulk MMC (1985) New perspectives on the kinetics of mononuclear phagocytes. In: Furth R van (ed) Mononuclear phagocytes, characteristics, physiology and function. Nijhoff, Dordrecht Boston Lancaster, pp 201–208

Gabbiani G (1977) Reparative processes in mammalian wound healing: The role of contractile phenomena. Int Rev Cytol 48:187–219

Gabbiani G, Rungger-Brändle E (1981) The fibroblast. In: Glynn LE (ed) Tissue repair and regeneration. Elsevier/North Holland, Biomedical Press, Amsterdam New York Oxford, pp 1–50

Gabbiani G, Ryan Jajon G (1971) Presence of modified fibroblasts in granulation tissue and their possible role in wound contraction. Experientia 27:549–550

Gabbiani G, Hirschel BJ, Ryan GB, Statkov PR, Jajno G (1971) Granulation tissue as a contractile organ. A study of structure and function. J Exp Med 135:719–734

Gabbiani G, Le Lous M, Bailey AJ, Bazin S, Delaunay A (1976) Collagen and myofibroblasts of granulation tissue. A chemical, ultrastructural and immunologic study. Virch Arch [B] 21:133–145

Gabbiani G, Chaponnier C, Hüttner I (1978) Cytoplasmic filaments and gap junctions in epithelial cells and myofibroblasts during wound healing. J Cell Biol 76:561–568

Galli SJ, Wershil BK, Bose R, Walker PA, Szabo S (1987) Ethanol-induced acute gastric injury in mast cell-deficient and congenic normal mice. Evidence that mast cells can augment the area of damage. Am J Pathol 128:131–140

Gallin JI, Goldstein JM, Snyderman R (eds) (1988) Inflammation – basic principles and clinical correlates. Raven, New York

Garcia Leme J, Bechara GH, Ribeiro Dos Santos R (1976) A proinflammatory factor in lymphocytes. Its role in the development of acute, nonimmunological inflammatory reactions. Br J Exp Pathol 57:377–384

Garcia Leme J, Bechara G, Sudo LS (1977) The pro-inflammatory function of lymphocytes in non-immune inflammation: Effect of steroidal and non-steroidal anti-inflammatory agents. Br J Exp Pathol 58:703–711

Garcia Leme J, Mello SB, Falcao RP, Rocha JRO (1981) Lymphocytes in non-immune inflammation: A specific subclass of lymphoid cells? Br J Exp Pathol 72:179–191

Gay S, Viljanto J, Raekallio J, Penttinen R (1978) Collagen types in early phases of wound healing in children. Acta Chir Scand 144:205–211

Gedigk P (1958) Die funktionelle Bedeutung des Eisenpigmentes. Ergeb Allg Pathol Pathol Anat 38:1–45

Gedigk P, Fischer R (1958) Über die Entstehung des Ceroidpigmentes bei der hämorrhagischen Fettgewebsnekrose. Virchows Arch [A] 331:341–370

Gedigk P, Strauss G (1954) Zur formalen Genese der Eisenpigmente. Virchows Arch [A] 326:172–190

Gerhart MJ, Veech RL (1988) Ethanol inhibits some of the early effects of epidermal growth factor in vivo. Alcohol Clin Exp Res 12:116–118

Gerlach D (1977) Identifizierung und Altersbestimmung von Nadelstichverletzungen in der menschlichen Haut. Z Rechtsmed 79:289–295

Ghadially FN (1979) Haemorrhage and haemosiderin. J Submicrosc Cytol 11:271–291

Gieseking R (1963) Submikroskopische Strukturunterschiede zwischen Histiocyten und Fibroblasten. Beitr Pathol Anat 128:259–282

Gieseking R (1966) Mesenchymale Gewebe und ihre Reaktionsformen im elektronenoptischen Bild. Fischer, Stuttgart

Gillan T (1958) Healing of cutaneous abrasions and of incisions closed with sutures or plastic adhesive tape. Med Proc 2:751–765

Gillman T, Wright LJ (1966) Autoradiographic evidence suggesting in vivo transformation of some blood mononuclears in repair and fibrosis. Nature 209:086–1090

Gillman T, Penn J, Bronks D, Roux M (1953) Reaction of healing wounds and granulation tissue in man to auto-Thiersch, autodermal and homodermal grafts. Br J Plast Surg 6:153–223

Gilsa B von (1966) Die Altersbestimmung von Hautwunden. Med Dissertation, Universität Würzburg

Ginsberg MH (1981) Role of platelets in inflammation and rheumatic disease. In: Weissman G (ed) Advances in inflammation research, vol 2. Raven, New York, pp 53–71

Golde DW, Hocking WG, Quan SG, Sparkes RS, Gale RP (1980) Origin of human bone marrow fibroblasts. Br J Haematol 44:183–187

Gospodarowicz D, Mescher AL, Birdwell CR (1978) Control of cellular proliferation by the fibroblast and epidermal growth factors. Natl Cancer Inst Monogr 48:109–130

Grant L (1965) The sticking and emigration of white blood cells in inflammation. In: Zweifach BW, Grant L, McCluskey RT (eds) The inflammation process. Academic Press, New York, pp 197–244

Grega GJ, Adamski SW (1988) The role of venular endothelial cells in the regulation of macromolecular permeability. Microcirc Endothelium Lymphatics 4:143–167

Grillo HC (1971) The healing of cutaneous wounds. In: Fitzpatrick TB, Arndt KA, Clark WH et al (eds) Dermatology in general medicine. McGraw-Hill, New York, pp 183–191

Grillo HC, Gross J (1967) Collagenolytic activity during mammilian wound repair. Dev Biol 15:300–317

Grillo HC, Watts GT, Gross J (1957) The marginal localization of the contraction mechanism in open wounds. Surg Forum 8:586–589

Grillo HC, Watts GT, Gross J (1958) Studies in wound healing: Part I/II. Ann Surg 148:145–160

Gross J (1976) Aspects of the animal collagenases. In: Ramachandran GN, Reddi AH (eds) Biochemistry of collagen. Plenum, New York London, pp 257–318

Haferkamp O, Wildfeuer A (1984) Cells and inflammation: Modern trends and technical outlook. Klin Wochenschr 62:479–503

Halbhuber KJ, Zimmermann N, Oehring H, Stibenz D, Linss W (1987) Red blood cell aging – membrane skeleton alteration and IgG receptor expression. Folia Histochem Cytochem 25:137–142

Ham AW, Harris WR (1956) Repair and transplantation of bone. In: Bourne GM (ed) The biochemistry and physiology of bone. Academic Press, London New York, pp 475–505

Hamberg M, Svensson J, Wakabayashi T, Samuelsson B (1974) Isolation and structure of two prostaglandin endoperoxides that cause platelet aggregation. Proc Natl Acad Sci USA 71:345–349

Hamberg M, Svensson J, Samuelsson B (1975) Thromboxanes: A new group of biologically active compounds derived from prostaglandin endoperoxides. Proc Natl Acad Sci 72:2994–2998

Hamdy MK, Kunkle LE, Deatherage FE (1957) Bruised tissue. II. Determination of the age of a bruise. J Animal Sci 16:490–495

Hansen TM (1975) Collagen development in granulation tissue as compared with collagen of skin and aorta from injured and non-injured rats. Acta Pathol Microbiol Scand [A] 83:721–732

Hardy MH (1952) The histochemistry of hair follicles in the mouse. Am J Anat 90:285–337

Harms D (1971) Postmortale Fibrinolyse beim Menschen. Fischer, Stuttgart

Haukipuro K, Ristelli L, Kairaluoma MI, Ristelli J (1987) Aminoterminal propeptide of type III procollagen in healing wound in humans. Ann Surg 206:752–756

Heimburger N (1975) Proteinase inhibitors of human plasma – their properties and control function. Cold Spring Harbor Conf Cell Proliferation 2:367–386

Hein R, Nerlich A, Müller P, Krieg P (1985) Angeborene Erkrankungen des Kollagens. Internist (Berlin) 26:420–428

Heldin CH, Westermark B, Wasteson A (1979) Platelet-derived growth factor: Purification and partial characterization. Proc Natl Acad Sci USA 76:3722–3726

Hell EA, Cruickshank CND (1963) The effect of injury upon uptake of ^{3}H-thymidine by guinea pig epidermis. Exp Cell Res 31:128–139

Helpap B (1987) Leitfaden der allgemeinen Entzündungslehre. Springer, Berlin Heidelberg New York Tokyo

Helpap B, Cremer H (1972) Zellkinetische Untersuchungen zur Wundheilung der Mäuseleber. Virchows Arch [B] 10:134–144

Hennings H, Elgjo K (1970) Epidermal regeneration after cellophane tape stripping of hairless mouse skin. Cell Tiss Kinet 3:243–252

Hering TM, Marchand RR, Anderson JM (1983) Type V collagen during granulation tissue development. Exp Mol Pathol 39:219–229

Hernandez-Cueto C, Luna A, Lorente JA, Villanueva E (1987) Study of cathepsis A, B and D activities in the skin wound edges. Its application to the differential diagnosis between vital and postmortem wounds. Forensic Sci Int 35:51–60

Hernandez-Richter HJ, Struck H (1970) Die Wundheilung. Theoretische und praktische Grundlagen. Thieme, Stuttgart

Hibbs MS, Postlethwaite AE, Mainardi CL, Seyer JM, Kang AH (1983) Alterations in collagen production in mixed mononuclear leukocyte-fibroblast cultures. J Exp Med 157:47–59

Hirschel BJ, Gabbiani G, Ryan GB, Mayno G (1971) Fibroblasts of granulation tissue: Immunofluorescent staining with antismooth muscle serum. Proc Soc Exp Biol Med 138:466–469

Hirvonen J (1968) Histochemical studies on vital reaction and traumatic fat necrosis in the interscapular adipose tissue of adult guinea pigs. Ann Acad Sci Fenn [A] 136:1–96

Hobalek A (1951) Die Veränderungen am Fettgewebe in der Umgebung der Strangfurche bei dem Erhängungstod. Med Dissertation, Universität Heidelberg

Hofmann W, Goger D (1976) A simple method for differentiating vascular smooth muscle cells and fibroblasts in tissue culture. Virchows Arch [A] 370:77–83

Hou-Jensen K (1968) Histochemical demonstration of some hydrolytic enzymes in human skin wounds, their applicability as vital reactions in medicolegal practice. J Forensic Sci 15:91–105

Hovig T (1968) The ultrastructure of blood platelets in normal and abnormal states. Ser Haematol 2:3–64

Howarth F, Cooper ERA (1955) The fate of certain foreign colloids and crystalloids after subarachnoid injection. Acta Anat (Basel) 25:112–140

Huber H, Fudenberg HH (1969) Die immunologische Funktion von Monocyten und Makrophagen. Klin Wochenschr 47:1061–1068

Hudack S, McMaster P (1933) The lymphatic participation in human cutaneous phenomena. J Exp Med 57:751–774

Hueck W (1912) Pigmentstudien. Beitr Pathol Anat 54:68–232

Hunt TK (1988) Prospective: A retrospective perspective on the nature of wounds. In: Barbul A, Pines E, Caldwell M, Hunt TK (eds) Growth factors and other aspects of wound healing. Liss, New York, pp XIII–XX

Hunt TK, Twomey P, Zederfeldt B, Dunphy JE (1967) Respiratory gas tensions and pH in healing wounds. Am J Surg 114:302–307

Hunt TK, Condly WB, Aronson SB, Goldstein P (1978) Anaerobic metabolism and wound healing. An hypothesis for the initiation and cenation of collagen synthesis in wounds. Am J Surg 135:328–332

Irninger W (1963) Histologische Altersbestimmung von Thromben und Emboli. Virchows Arch [A] 336:220–237

Issekutz AC, Ripley M, Jackson JR (1983) Role of neutrophils in the deposition of platelets during acute inflammation. Lab Invest 49:716–724

Issekutz TB, Issekutz AC, Movat HZ (1981) The in vivo quantitation and kinetics of monocyte migration into acute inflammatory tissue. Am J Pathol 103:47–55

Iversen OH (1981) The chalones. In: Baserga R (ed) Tissue growth factors. Springer, Berlin Heidelberg New York, pp 491–550

Jääskeläinen AJ (1966) Phosphorylase activity in myocardial infarction and its postmortem demonstrability in the rat. Ann Med Exp Fenn 44:541–543

Jackson DS (1958) Some biochemical aspects of fibrogenesis and wound healing. N Engl J Med 259:814–820

Janssen W (1977) Forensische Histologie. Schmidt-Römhild, Lübeck

Jarecki R, Arndt U, Schultz C, Klein H (1969) Zur Unterscheidung vitaler und postmortaler Wunden durch Bestimmung des Esterasemusters der Haut. Dtsch Z Gesamte Gerichtl Med 66:161–169

Jarecki R, Pogacar P, Günther G, Klein H (1970) Early enzyme changes in skin wounds demonstrated by isoelectric focusing in polyacrylamide gel. Z Rechtsmed 67:313–318

Jeynes BJ, Issekutz AC, Issekutz TB, Movat HZ (1980) Quantitation of platelets in the microcirculation: Measurement of indium-111 in microphrombi induced in rabbits by inflammation lesions and related phenomena. Proc Soc Exp Biol Med 165:445–451

Joseph-Silverstein J, Rifkin DB (1987) Endothelial cell growth factors and the vessel wall. Semin Thromb Hemost 13:504–513

Junge-Hülsing G (1965) Untersuchungen zur Pathophysiologie des Bindegewebes. Hüthig, Heidelberg

Junqueira LCU, Cossermelli W, Brentani R (1978) Differential staining of collagens type I, II and III by Sirius red and polarization microscopy. Arch Histol Jpn 41:267–274

Kaplan AP, Beaven MA (1976) In vivo studies of the pathogenesis of cold urticaria, cholinergic urticaria and vibration-induced swelling. J Invest Dermatol 67:327–332

Karkola K (1972) Enzyme histochemical studies on wound healing in rat liver. Acta Pathol Microbiol Scand [Suppl] 228:1–100

Karnovsky JJ, Hoover RL, Castellot JJ jr (1987) Role of heparin and macrophages in growth regulation in the vascular wall. J Cell Biochem 31:175–194

Kasten W (1939) Über die Bildung von Hämosiderin in vitro. Frankf Z Pathol 53:480–487

Kaushik A, Matthes T, Dighiero G (1988) Do natural autoantibodies play an important role in the elimination of senescent or damaged red blood cells? Blood Cells 14:161–170

Kay MMB (1975) Mechanism of removal of senescent cells by human macrophages. Proc Natl Acad Sci USA 72:3521–3525

Kellner G, Feucht G (1969) Die Mikrowunde (mikroskopische Studie des Nadelstichs). Phys Med Rehab 10:218–220

Khansari N, Fudenberg HH (1983) Phagocytosis of senescent erythrocytes by autologous monocytes: Requirement of membrane-specific autologous IgG for immune elimination of aging red blood cells. Cell Immunol 78:114–121

Knyszynski A, Leibovich SJ, Danon D (1977) Phagocytosis of "old red blood cells" by macrophages from syngeneic mice in vitro. Exp Hematol 5:480–486

Kohler N, Lipton A (1974) Platelets as source of fibroblast growth promoting activity. Exp Cell Res 87:297–311

Kopaniak MM, Issekutz AC, Movat HZ (1980) Kinetics of acute inflammation induced by E. coli in rabbits. Am J Pathol 98:485–498

Kranz D, Ditscherlein G, Kunz J (1968) Autoradiographische Untersuchungen zur Wundheilung nach Nierenpunktion der Ratte. Beitr Pathol Anat 137:51–64

Krauland D (1973) Über die Zeitbestimmung von Schädelhirnverletzungen. Beitr Gerichtl Med 30:226–251

Krause M (1986) Morphologische Veränderungen menschlicher Erythrozyten während des postmortalen Intervalles. Qualitative und quantitative Untersuchungen an Leichenblut sowie an unterschiedlich gelagerten Blutkonserven mittels Licht- und Elektronenmikroskopie. Med Dissertation, Universität Köln

Kurkinen M, Vaheri A, Roberts PJ, Stenman S (1980) Sequential appearence of fibronectin and collagen in experimental granulation tissue. Lab Invest 43:47–51

Lagunoff D, Benditt EP (1963) Proteolytic enzymes of mast cells. Ann NY Acad Sci 103:185–198

Laiho K (1967) Immunohistochemical studies on fibrin in vital and postmortem subcutaneous haemorrhages. Ann Acad Sci Fenn [A] 128:7–85

Laiho K (1988) Peroxidase activity in traumatic skin lesions. Z Rechtsmed 100:65–67

Laiho K, Tenhunen R (1984) Hemoglobin-degrading enzymes in experimental subcutaneous hematomas. Z Rechtsmed 93:193–198

Lalonde JMA, Ghadially FN (1977) Ultrastructure of experimentally produced subcutaneous haematomas in the rabbit. Virchows Arch [B] 25:221–232

Lalonde JMA, Ghadially FN, Massey KL (1978) Ultrastructure of intramuscular haematomas and electronprobe x-ray analysis of extracellular and intracellular iron deposits. J Pathol 125:17–23

Lancker JL van (1989) Molecular events in liver regeneration and repair. In: Iversen OH (ed) Cell kinetics of the inflammatory reaction. Springer, Berlin Heidelberg New York Tokyo, pp 205–254

Lasarov I (1987) Besonderheiten der Fibrinbildung in Schnittwunden der Haut, festgestellt durch Rasterelektronenmikroskopie. Z Rechtsmed 98:155–164

Laurent P, Bienvenu J (1982) Acute inflammatory process. In: Allen RC, Bienvenu J, Laurent P, Suskind RM (eds) Marker proteins in inflammation, vol 1. De Gruyter, Berlin New York, pp 33–43

Lazarus GS, Daniels JR, Brown RS, Bladen HA, Fullmer HM (1968a) Degradation of collagen by a human granulocyte collagenolytic system. Clin Invest 47:2622–2629

Lazarus GS, Brown RS, Daniels JR, Fullmer HM (1968b) Human granulocyte collagenase. Science 159:1483–1485

Leach EH, Peters RA, Rossiber RJ (1943) Experimental thermal burns, especially moderate temperature burn. Q J Exp Physiol 32:67–86

Leder LD (1964) Über die selektive fermentcytochemische Darstellung von neutrophilen myeloischen Zellen und Gewebsmastzellen im Paraffinschnitt. Klin Wochenschr 42:553

Leder LD, Crespin S (1964) Fermenthistochemische Untersuchungen zur Genese der Hautfenstermakrophagen. Frankf Z Pathol 73:611–628

Leder LD, Nicolas R (1965) Untersuchungen zur Genese der Fremdkörperriesenzellen mittels Hautfenstermethode. Frankf Z Pathol 74:620–639

Leibovich SJ, Ross R (1975) The role of the macrophage in wound repair. A study with hydrocortisone and antimacrophage serum. Am J Pathol 78:71–100

Leibovich SJ, Ross R (1976) A macrophage-dependent factor that stimulates the proliferation of fibroblasts in vitro. Am J Pathol 84:501–514

Leibovich SJ, Wiseman DM (1988) Macrophages, wound repair and anigogensis. In: Barbul A, Pines E, Caldwell M, Hunt TK (eds) Growth factors and other aspects of wound healing. Liss, New York, pp 131–145

Leslie CC, Musson RA, Henson PM (1984) Production of growth activity for fibroblasts by human monocyte-derived macrophages. J Leukocyte Biol 36:143–159

Leu AJ, Leu HJ (1989) Spezielle Probleme bei der histologischen Altersbestimmung von Thromben und Emboli. Pathologe 10:87–92

Leu HJ (1973) Histologische Altersbestimmung von arteriellen und venösen Thromben und Emboli. Vasa 2:265–274

Leu HJ, Feigl W, Susani M (1987) Angiogenesis from mononuclear cells in thrombi. Virchows Arch [A] 411:5–14

Leu HJ, Feigl W, Susani M, Odermatt B (1988) Differentiation of mononuclear blood cells into macrophages fibroblasts and endothelial cells in thrombus organization. Exp Cell Biol 56:201–210

Li AKC, Chir B, Ehrlich HP, Trelstad RL, Koroly MJ, Schattenkerk ME, Malt RA (1980a) Differences in healing of skin wounds caused by burn and freeze injuries. Ann Surg 191:244–248

Li AKC, Koroly MJ, Schattenkerk ME, Malt RA, Young M (1980b) Nerve growth factor: Acceleration of the rate of wound healing in mice. Proc Natl Acad Sci USA 77:4379–4381

Lindner J (1962) Die Morphologie der Wundheilung. Langenbecks Arch Chir 301:39–71

Lindner J (1967) Vitale Reaktionen. Z Gerichtl Med 59:312–344

Lindner J (1972) Die posttraumatische Entzündung und Wundheilung. In: Gohrbrandt E, Gabha J, Berndorfer A (Hrsg) Handbuch der plastischen Chirurgie. De Gruyter, Berlin New York, S 1–151

Lindner J (1982) Morphologie und Biochemie der Wundheilung. Langenbecks Arch Chir 358:153–160

Lindner J, Huber P (1973) Biochemische und morphologische Grundlagen der Wundheilung und ihrer Beeinflussung. Med Welt 24:897–911

Lindner J, Grasedyck K, Beste G, Hoose C, Steinbach S (1967) On the temporal course of wound healing with special reference to the synthesis of ground substance and fibrils. In: Krompecher S, Kerner E (eds) Callus formation. Akademiai Kiadó, Budapest, pp 35–56

Lins G, Hamper K (1970) Das remissionsanalytische Hautfarbbild von artefiziellen Blutergüssen. Beitr Gerichtl Med 27:232–236

Lorente JA, Hernandez-Cueto C, Villanueva E (1987) Cathepsin D: A new marker of the vitality of the wound. Comparative study with histamine and serotonin. Z Rechtsmed 98:95–101

Lorup C (1977) An autoradiographic study of the ^{3}H-uridine and ^{3}H-thymidine incorporation in the regenerating mouse liver. Cell Tissue Kinet 10:477–485

Lundberg C, Arfors KE (1983) Polymorphonuclear leukocyte accumulation in inflammatory dermal sites as measured by ^{51}Cr-labeled cells and myeloperoxidase. Inflammation 7:247–255

MacGregor RR, Safford M, Shalit M (1988) Effect of ethanol on function required for the delivery of neutrophils to sites of inflammation. J Infect Dis 157:682–689

Magarey FR (1951) Experimental pulmonary haemosiderosis. J Pathol Bacteriol 63:729–734

Mann M, Bednar B (1977) Influence of age and different drugs on the healing process in human skin wounds. Gerontology 23:277–289

Manning JP, Di Pasquale G (1967) The effect of vitamin A and hydrocortisone on the normal alkaline phosphatase response to skin in rats. J Invest Dermatol 49:225–229

Marcel MM, Vakaet LC (1977) Wound healing in the primitive deep layer of the young chick blastoderm. Virchows Arch [B] 26:145–157

Marcus AJ, Zucker-Franklin D, Sapier LB, Ullman ML (1966) Studies on human platelet granules and membranes. J Clin Invest 45:14–26

Marks R (1981) The healing and nonhealing of wounds and ulcers of the skin. In: Glynn LE (ed) Tissue repair and regeneration. Elsevier, Amsterdam, pp 309–342

Marks RM, Roche WR, Czerniecki M, Penny R, Nelson DS (1986) Mast cell granules cause proliferation of human microvascular endothelial cells. Lab Invest 55:289–294

Martin DE, Reece MC, Maher JE, Reese AC (1988) Tissue debris at the injury site is coated by plasma fibronectin and subsequently removed by tissue macrophages. Arch Dermatol 124:226–229

Maxeiner H (1987) Zur lokalen Vitalreaktion nach Angriff gegen den Hals. Z Rechtsmed 99:35–54

McGovern F (1957) The mechanism of inflammation. J Pathol Bacteriol 73:99–106

McMinn RMM (1969) Tissue repair. Academic Press, New York London

Meessen M, Stochdorf O (1957) Erweichung und Blutung. In: Lubarsch O, Menke F, Rössle R (Hrsg) Handbuch der speziellen pathologischen Anatomie, Bd 13/1 B. Springer, Berlin Göttingen Heidelberg, S 1384–1419

Melcher AH, Chan J (1981) Phagocytosis and digestion of collagen by gingival fibroblasts in vivo: A study of serial sections. J Ultrastruct Res 77:1–36

Menkin Y (1950) Newer concepts of inflammation. Thomas, Springfield/IL

Merli S, Gualdi G, Ronchi GU (1969) La diagnose cronologica delle ferite cutance. Zacchia 44:380–391

Metcalf JA, Nauseef WM, Gallin JI, Root RK (1986) Laboratory manual of neutrophil function. Raven, New York

Migliorisi G, Folkes E, Pawlowski N, Cramer EB (1987) In vitro studies of human monocyte migration across endothelium in response to leukotriene B_4 and f-Met-Leu-Phe. Am J Pathol 127:157–167

Miller L, Whitting HW (1965) Mast cells and wound healing of the skin in the rat. Z Zellforsch 65:597–606

Moore CD, Diegelmann RF, Cohen JK (1975) Collagen synthesis in primary and secondary rat skin wounds. Surg Forum 26:588–560

Moritz AR (1954) Pathology of trauma. Lea & Febiger, Philadelphia

Mörland B, Kaplan G (1977) Macrophage activation in vivo and in vitro. Exp Cell Res 108:279–288

Movat HZ (ed) (1979) Inflammatory reaction. Springer, Berlin Heidelberg New York (Current topics in pathology, vol 68)

Movat HZ (1985) The inflammatory reaction. Elsevier, Amsterdam

Movat HZ, Heynes BJ, Wasi S, Movat KW (1980) Quantitation of the development and progress of the local Shwartzman reaction. In: Agarwal MK (ed) Bacterial endotoxins and host response. Amsterdam, Elsevier, pp 179–201

Mueller B (1964) Zur Frage der Unterscheidung von vitalen bzw. agonalen und postmortalen Blutungen. Acta Med Leg Soc 17:43–46

Muir R, Niven JSF (1935) The local formation of blood pigments. J Pathol Bacteriol 41:183–197

Murano G (1986) Introduction. J Med Exp Clin 16:17–21

Muta M, Zinno K, Hamsaki Y, Kadono K (1958) On postmortem variation of phagocytic activity of subcutaneous histiocytes of human fetus and newborn. Med J 33:14–15 (vgl. Ref Dtsch Z Gesamte Gerichtl Med 48:159)

Nachman RL (1973) The platelet as an inflammatory cell. In: McDowell FM, Breuwer RW (eds) Cerebral vascular diseases. Grune & Stratton, New York, pp 281–285

Nachman RL, Weksler BB (1980) The platelet as an inflammatory cell. In: Weissmann G (ed) The cell biology of inflammation. Elsevier, Amsterdam, pp 145–162

Nachman RL, Weksler BB, Ferris B (1972) Characterization of human platelet vascular permeability enhancing activity. J Clin Invest 51:549–556

Nagase M, Brinckerhoff CE, Vater CA, Harris ED (1983) Biosynthesis and secretion of procollagenase by rabbit synovial fibroblasts. Biochem J 214:281–288

Nagelschmidt M, Engelhardt GH (1980) Biochemische und morphologische Aspekte der Wundheilung. Rettungssanitäter 11:3–7

Nemeth GG, Bolander ME, Martin GR (1988) Growth factors and their role in wound and fracture healing. In: Barbul A, Pines E, Caldwell M, Hunt TK (eds) Growth factors and other aspects of wound healing. Liss, New York, pp 1–17

Nolte A (1947) Untersuchungen über basophile Plasmastrukturen. Z Naturforsch 2b:295–300

Noorden CJF van, Vogels IMC, Everts V, Beertsen W (1987) Localization of cathepsin B activity in fibroblasts and chondrocytes by continuous monitoring of the formation of a final fluorescent reaction product using 5-nitrosalicylaldehyde. Histochem J 19:483–487

Oehlert W, Block P (1962) Der Mechanismus und zeitliche Ablauf der reperativen Regeneration in Geweben mit post- und intermitotischem Zellbestand. Verh Dtsch Ges Pathol 46:333–340

Oehlert W, Büchner T (1961) Mechanismus und zeitlicher Ablauf der physiologischen Regeneration am mehrschichtigen Plattenepithel und in der Schleimhaut des Magen-Darmtraktes der weißen Maus. Beitr Pathol Anat 125:373–402

Oehmichen M (1973) Demonstration of hematogenous origin of fibroblasts by parabiosis. Experientia 29:841–842

Oehmichen M (1978) Mononuclear phygocytes in the central nervous system. Springer, Berlin Heidelberg New York

Oehmichen M (1983) Inflammatory cells in the central nervous system: An integrating concept based on recent research in pathology, immunology and forensic medicine. In: Zimmermann HM (ed) Progress in neuropathology. Raven, New York, pp 227–335

Oehmichen M (1984) Blutabbau in den Lungenalveolen: Zeichen der Vitalität und Bestimmung der Überlebenszeit. Z Rechtsmed 91:47–57

Oehmichen M (1987) Makrophagen-Identifikation am Paraffinschnitt zur Wundaltersbestimmung. (Vortrag, 18. Jahrestagung, Berlin, Mai 1987)

Oehmichen M (1989) Fast increase of proteinase inhibitors in necrotic collagenous tissue. Exp Pathol 36:217–220

Oehmichen M, Cröpelin A (im Druck) Quantitative Untersuchungen zur Mastzellproliferation am Wundrand. Beitr Gerichtl Med

Oehmichen M, Gencic M (1980) Postmortal diffusion of plasma albumin in rat brain. Z Rechtsmed 84:113–123

Oehmichen M, Kömpf J (1983) Enzymaktivität isolierter Leukozytenpopulationen. II. Zytochemische und zymographische Untersuchungen an Leichenblut. Z Rechtsmed 90:127–136

Oehmichen M, Nagy-Koritsanszky S (1985) Morphologische Untersuchungen an Erythrozyten in hypostatisch veränderten Lungenarealen. Beitr Gerichtl Med 43:301–311

Oehmichen M, Pedal I (1983) Zytochemie weißer Blutzellen unter verschiedenen Lagerungsbedingungen. Eigene Untersuchungen sowie Literaturübersicht. Beitr Gerichtl Med 41:283–301

Oehmichen M, Raff G (1980) Timing of cortical contusion. Correlation between histomorphologic alterations and post-traumatic interval. Z Rechtsmed 84:79–94

Oehmichen M, Schmidt V (1988) DNS-Synthese epidermaler Basalzellen als Indikator der Wundheilung. Immunhistochemische Darstellung proliferierender Zellen in vitro unter Verwendung von Bromdeoxyuridin. Beitr Gerichtl Med 46:271–276

Oehmichen M, Schmidt V (1989) Erythrozyten in Halslymphknoten des Menschen als Folge einer Stauung und/oder Lymphdrainage. Fragliche diagnostische Bedeutung bei Strangulation und mechanischer Verletzung. Z Rechtsmed 103:33–41

Oehmichen M, Wiethölter H (1980) Phagozytoseverhalten mononukleärer Zellen in Kaninchenlymphknoten. Verh Dtsch Ges Pathol 64:409–414

Oehmichen M, Zilles K (1984) Postmortale DNS- und RNS-Synthese: Erste Untersuchungen an menschlichen Leichen. Z Rechtsmed 91:285–294

Oehmichen M, Gencic M, Grüninger H (1979) Prä- und postmortale intracerebrale Plasmadiffusion. Lichtmikroskopische Untersuchungen am Hirnödem. Beitr Gerichtl Med 37:271–275

Oehmichen M, Wiethölter H, Wolburg H (1982) Enhanced phagocytic activity of lymph node macrophages after intranodular injection of autologus red blood cells. Z Rechtsmed 88:285–296

Oehmichen M, Wiethölter H, Grüninger H, Gencic M (1983) Destruction of intracerebrally applied red blood cells in cervical lymph nodes. Experimental investigations. Forensic Sci Int 21:43–57

Oehmichen M, Eisenmenger W, Raff G, Berghaus G (1986a) Brain macrophages in human cortical contusions as indicator of survival period. Forensic Sci Int 30:281–301

Oehmichen M, Grüninger H, Norpoth Th (1986b) Intravitale, azelluläre Hämolyse extravasaler Erythrozyten. Z Rechtsmed 97:117–131

Oehmichen M, Karres-Balting U, Saternus KS (1987) Reaktive Veränderungen bei Weichteilblutungen im Kehlkopfinneren. Beitr Gerichtl Med 45:73–78

Oehmichen M, Frasunek J, Zilles K (1988a) Kinetics of epidermal cells in skin from human cadavers. Naturwissenschaften 75:319

Oehmichen M, Frasunek J, Zilles K (1988 b) Cytokinetics of epidermic cells in skin from human cadavers. I. Dependency on the postmortal interval. Z Rechtsmed 101:161–171

Oehmichen M, Frasunek J, Zilles K (1988 c) Cytokinetics of epidermic cells in skin from human cadavers. II. Dependency on sex, age, and site. Z Rechtsmed 101:173–182

Oehmichen M, Schmidt V, Stuka K (1989) Freisetzung von Proteinase-Inhibitoren als vitale Reaktion im frühen posttraumatischen Intervall. Z Rechtsmed 102:461–472

Ogawa K, Suzuki JI, Narasaki M, Mori M (1985) Healing of focal injury in the rat liver. Am J Pathol 119:158–167

Ogbuihi S, Müller Z, Zink P (1988) Zur quantitativen polarisationsmikroskopischen Darstellung von Kollagen Typ I und III an histologischen Paraffinschnitten. Z Rechtsmed 100:101–111

Ojala KJ (1968) Morphological and histochemical studies in vital reactions of muscle wound in guinea pig. Ann Acad Sci Fenn [A] 137:1–100

Ojala K, Lempinen M, Hirvonen J (1969) A comparative study of the character and rapidity of the vital reaction in the incised wounds of human skin and subcutaneous adipose tissue. J Forensic Med 16:29.34

Oliver RF (1979) An autoradiographic study of ^{3}H-thymidine incorporation and distribution in the dermis of healing skin incisions in the pig. Br J Exp Pathol 60:65–71

Orsos F (1935a) Die vitalen Reaktionen und ihre gerichtsmedizinische Bedeutung. Beitr Pathol Anat 95:163–241

Orsos F (1935b) Die vitale Reaktion des Nervensystems und deren gerichtsmedizinische Bedeutung. Dtsch Z Gesamte Gerichtl Med 25:177–196

Orsos F (1936) Die vitalen Reaktionen des Nervensystems bei Intoxikationen. Dtsch Z Gerichtl Med 26:212–225

Oya M (1970) Histochemical demonstration of some hydrolytic enzymes in skin wounds and its application to forensic medicine. Jpn J Leg Med 24:55–67

Packham MA, Guccione MA, Greenberg JP, Kinlough-Rathbonde RL, Mustard JF (1977) Release of ^{14}C-serotonin during initial platelet changes induced by thrombin, collagen or A23187. Blood 50:915–926

Panning G (1940) Die vitale Reaktion am Knochen. Fischer, Jena

Penttilä A, Laiho K (1981) Autolytic changes in blood cells of human cadavers. II. Morphological studies. Forensic Sci Int 17:121–132

Pepper FJ (1954) The epithelial repair of skin wounds in the guinea pig with special reference to the participation of melanocytes. J Morphol 95:471–499

Phan SH, McGarry BM, Loeffler KM, Kunkel StL (1987) Regulation of macrophage-derived fibroblasts growth factor release by arachidonate metabolites. J Leukocyte Biol 42:106–113

Pierce GF, Musto TA, Senior RM, Reed J, Griffin GL, Thomason A, Deuel TF (1988) In vivo incisional wound healing augmented by platelet-derived growth factor and recombinat C-sis gene homodimeric proteins. J Exp Med 167:974–987

Pimstone NR, Tenhinen R, Seitz PT, Marver HS, Schmid R (1971) The enzymatic degradation of hemoglobin to bile pigments by macrophages. J Exp Med 133:1264–1281

Pinkus H (1952) Examination of the epidermis by the strip method. II. Biometric data on regeneration of the human epidermis. J Invest Dermatol 19:431–446

Pioch W (1966) Die histochemische Untersuchung thermischer Hautschäden und ihre Bedeutung für die forensische Praxis. Schmidt-Römheld, Lübeck

Pioch W (1968) Epidermale Esterase-Aktivität als Beweis der vitalen Einwirkung von stumpfer Gewalt. Beitr Gerichtl Med 24:136–145

Pohl J, Bruhn HD, Christophers E (1979) Thrombin and fibrin-induced growth of fibroblasts: Role in wound repair and thrombus organization. Klin Wochenschr 57:273–277

Polverini PJ, Cotran RS, Gibrone Ma, Unanue ER (1977) Activated macrophages induce vascular proliferation. Nature 269:804–806

Poole JCF, Florey HW (1958) Changes in the endothelium of the aorta and the behaviour of macrophages in experimental atheroma of rabbits. J Pathol Bacteriol 65:245–253

Postlethwaite AE, Kang AH (1983) Induction of fibroblast proliferation by human mononuclear leukocyte-derived proteins. Arthritis Rheum 26:22–27

Postlethwaite AE, Kang AH (1988) Fibroblasts. In: Gallin JI, Goldstein JM, Snyderman R (eds) Inflammation basic principles and clinical correlates. Raven, New York, pp 577–597

Postlethwaite AE, Seyer JM, Kang AH (1978) Chemotactic attraction of human fibroblasts to type I, II and III collagens and collagen-derived peptides. Proc Natl Acad Sci USA 75:871–875

Prinsloo I, Gordon I (1951) Post-mortem dissection artefacts of the neck. Their differentation from ante-mortem bruises. S Afr Med J 25:358–361

Prokop O, Göhler W (1976) Forensische Medizin. Fischer, Stuttgart New York

Raekallio J (1965) Die Altersbestimmung mechanisch bedingter Hautwunden mit enzymhistochemischen Methoden. Schmidt-Römhild, Lübeck

Raekallio J (1970) Enzyme histochemistry of wound healing. Fischer, Stuttgart

Raekallio J (1973) Estimation of the age of injuries by histochemical and biochemical methods. Z Rechtsmed 73:83–102

Raekallio J (1975) Histological estimation of the age of injuries. In: Perper JA, Wechts CH (eds) Microscopic diagnosis in forensic pathology. Thomas, Springfield/IL, pp 3–16

Raekallio J (1980a) Histological estimation of the age of injuries. In: Perper JA, Wecht CH (eds) Microscopic diagnosis in forensic pathology. Thomas, Springfield/IL, pp 3–16

Raekallio J (1980b) Histochemical and biochemical estimation of the age of injuries. In: Perper JA, Wecht CM (eds) Microscopic diagnosis in forensic pathology. Thomas, Springfield/IL, pp 17–35

Raekallio J, Mäkinen PL (1966) Histamine content as vital reaction. I. Experimental investigation. Zacchia 41:273–284

Raekallio J, Mäkinen PL (1967) Biochemical and histochemical observations on aminopeptidase activity in early wound healing. Nature 213:1037–1038

Raekallio J, Mäkinen PL (1968) The appearance of esterases in healing fractures. Acta Pathol Microbiol Scand 73:304

Raekallio J, Mäkinen PL (1969) On the origin of wound arylaminopeptidases. Experientia 25:929–930

Raekallio J, Mäkinen PL (1970) Serotonin and histamine contents as vital reactions. II. Autopsy studies. Zacchia 45:403–414

Raekallio J, Mäkinen PL (1971) Are erythrocytes a source wound aminopeptidases? Experientia 27:1276–1277

Rauch S (1960) Zur Chemie der Wundheilung. A. Gesetzmäßigkeiten des unbehandelten Wundwachstums. Langenbecks Arch Chir 266:210–226

Rebuck JW, Crowley JH (1955) A method of studying leukocytic functions in vivo. Ann NY Acad Sci 59:757–805

Reddi AH (1976) Collagen and cell differentiation. In: Ramachandran GN (ed) Biochemistry of collagen. Plenum, New York London, pp 450–478

Reddick KME, Baucer EA, Eisen AZ (1974) Immunocytochemical localization of collagenase in human skin and fibroblasts in monolayer culture. J Invest Dermatol 62:361–366

Remberger U, Hübner G (1979) Experimentelle Untersuchungen über Zell- und Gewebsreaktion nach Implantation von xenogenem Kollagenschaum. Res Exp Med (Berl) 175:67–69

Remensnyder JP, Majno G (1968) Oxygen gradients in healing wounds. Am J Pathol 52:301–323

Reynolds BL, Leveque TF, Buxton RW (1963) Metabolic parameters in the healing of open skin wounds in animals. Am J Surg 29:325–336

Robertson I, Hodge PR (1972) Histopathology of healing abrasions. Forensic Sci 1:17–25

Robertson I, Mansfield RA (1957) Ante-mortem and post-mortem bruises of the skin. J Forensic Med 4:2–10

Robertson PB, Ryei RB, Taylor RE, Shyu KW, Fullmer HM (1972) Collagenase: localization in polymorphonuclear leukocyte granules in the rabbit. Science 1977:64–65

Roels H (1981) Hyperplasia versus atrophy – regeneration versus repair. In: Glynn LE (ed) Tissue and regeneration. Elsevier, Amsterdam, pp 243–283

Rohrbach R (1975) Zur Steuerung der Zellproliferation durch Chalone. Experimentelle Untersuchungen an Epidermis-Hyperplasien. Fischer, Stuttgart

Romeis P (1989) Romeis mikroskopische Technik (Hrsg von P. Böck) Urban & Schwarzenberg, München Wien Baltimore

Roser B (1970) The origins, kinetics and fate of macrophage populations. J Reticuloendothel Soc 8:139–161

Ross R (1968) The fibroblast and wound repair. Biol Rev 43:51–96

Ross R (1973) The elastic fiber. A review. J Histochem Cytochem 21:199–208

Ross R, Benditt EP (1961) Wound healing and collagen formation. J Cell Biol 15:99–108

Ross R, Fverett NB, Tyler R (1970) Wound healing and collagen formation. VI. The origin of the wound fibroblast studied in parabiosis. J Cell Biol 44:645–654

Ross R, Glomset J, Kariya B, Harker L (1974) A platelet-dependent serum factor that stimulates the proliferation of arterial smooth muscle cells in vitro. Proc Natl Acad Sci USA 71:1207–1210

Ross R, Kariya B, Vogels A, Raines E (1979) Cell proliferation: platelet- and macrophage-derived growth factor. Adv Inflamm Res 1:183–186

Rothlein R, Dustin ML, Marlin SD, Springer TA (1986) A human intercellular adhesion molecule (ICAM-1) distinct from LFA-1. J Immunol 137:1270–1274

Roubin R, Kennard J, Foley D, Zolla-Pazner S (1981) Markers of macrophage heterogeneity: Altered frequency of macrophage subpopulations after various pathologic stimuli. J Reticuloendothel Soc 29:423–432

Rowlatt U (1979) Intrauterine wound healing in a 20 weeks human fetus. Virch Arch [A] 381:353–361

Ruoslathi E, Engvall E, Hayman E (1981) Fibronectin: current concepts of its structure and function. Coll Res 1:95–128

Ryan GB (1967) The origin and sequence of the cells found in the acute inflammatory response. Aust J Exp Biol Med Sci 45:149–162

Rystömaa T (1976) The chalone concept. In: Richter GW, Epstein H (eds) International review of experimental pathology. Academic Press, New York London, pp 155–206

Schäfer H, Matney D, Hugo F, Bhakdi S (1986) Deposition of terminal C5b-9 complement complex in infarcted areas of human myocardium. J Immunol 137:1945–1949

Schallock G, Lindner H (1957) Beitrag zur Frage der Entmischungszustände in den Grundsubstanzen des Bindegewebes. Med Welt 1:12–20

Schauer A (1964) Die Mastzelle. Fischer, Stuttgart

Schayer RW (1961) Significance of induced synthesis of histamine in physiology and pathology. Chemotherapy 3:128–136

Schayer RW (1962) Evidence that induced histamine is an intrinsic regulator of the microcirculatory system. Am J Physiol 202:66–72

Schellmann B (1981) Postmortaler Einbau von ^{3}H-Thymidin in die Epidermis und Mundschleimhaut des Menschen. Habilitationsschrift, Universität Erlangen

Schenk R, Willenegger H (1967) Morphological findings in primary fracture healing. Symp Biol Hung 7:75–86

Scher W (1987) Biology of disease. The role of extracellular proteases in cell proliferation and differentiation. Lab Invest 57:607–633

Schilling JA (1976) Wound healing. Physiol Rev 48:374–423

Schlepper-Schäfer J, Kolb-Bachofen V (1988) Red cell aging results in a changes of cell surface carbohydrate epitopes allowing for recognition by galactose-specific receptors of rat liver macrophages. Blood Cells 14:259–269

Schmidt MB (1889) Über die Verwandtschaft der hämatogenen und autochthonen Pigmente und deren Stellung zum sog. Hämosiderin. Virchow Arch [A] 115:397–459

Schneider V (1974) Über rasterelektronenmikroskopische Untersuchungen an vital und postmortal entstandenen Thromben. Z Rechtsmed 74:47–54

Schoefel GI (1973) Studies on inflammation. III. Growing capillaries, their structure and permeability. Virchows Arch [A] 337:97–141

Schollmeyer W (1965) Über die Altersbestimmung von Injektionsstichen. Beitr Gerichtl Med 23:244–249

Schor AM, Schor SL, Kumar S (1979) Importance of a collagen substratum for stimulation of capillary endothelial cell proliferation by tumor angiogenesis factor. Int J Cancer 24:225–234

Schröder R (1983) Chronomorphologie der cerebralen Durchblutungsstörungen. Springer, Berlin Heidelberg New York Tokyo

Schwartz D (1977) The proliferation of elastic fibers after skin incisions in albino mice and rats: a light and electron microscopic study. J Anat 124:401–411

Schweigerer L (1988) Fibroblasten-Wachstumsfaktor, Okogene, Tumor-Angiogenese. Dtsch Ärztebl 85:1127–1128

Schwietzer CH (1953) Untersuchungen über das Hämodiderin. Acta Haematol 10:174–179

Scothorne RJ, Scothorne AW (1953) Histochemical studies on human skin autografts. J Anat 87:22–29

Senn H, Holland JF, Banerjee T (1969) Kinetic and comparative studies on localized leukocyte mobilization in normal man. J Lab Clin Med 74:742–756

Shaw PAV (1988) Comparison of immunological detection of 5-hydroxytryptamine by monoclonal antibodies with standard silver stains as an aid to diagnosing carcinoid tumours. J Clin Pathol 41:265–272

Sherman LA, Lee JL, Stewart CC (1981) Release of fibrinolytic enzymes by macrophages in response to soluble fibrin. J Reticuloendothel Soc 30:317–329

Sholley MM, Cavallo T, Cotran RS (1977) Endothelial proliferation in inflammation. I. Autoradiographic studies following thermal injury to the skin of normal rats. Am J Pathol 89:277–290

Sholley MM, Ferguson GP, Seibel HR, Montour JL, Wilson JD (1984) Mechanisms of neovascularization. Lab Invest 51:624–634

Shore PA, Burkhalter A, Cohn VA (1959) A method for fluorometric assay of histamine in tissues. J Pharmacol Exp Ther 127:182–186

Shoshan S (1981) Wound healing. In: Hall DA, Jackson DS (eds) International review of connective tissue research. Academic Press, New York London, pp 1–26

Sieracki JC, Rebuck JW (1960) Role of the lymphocyte in inflammation. In: Rebuck JW (ed) The lymphocyte and lymphocytic tissue. Moeber, New York, pp 71–81

Sigrist T (1987) Untersuchungen zur vitalen Reaktion der Skelettmuskulatur. Beitr Gerichtl Med 45:87–101

Silver IA (1973) Local and systemic factors which affect the proliferation of fibroblasts. In: Kulonen E, Karainenem JPK (eds) Biology of fibroblasts. Academic Press, London New York, pp 507–518

Simpson DM, Ross R (1971) Effects of heterologous antineutrophil serum in guinea pigs. Am J Pathol 65:79–103

Simpson DM, Ross R (1972) The neutrophilic leukocyte in wound repair. A study with antineutrophil serum. J Clin Invest 51:2009–2023

Siraganian RP (1988) Mast cells and basophils. In: Gallin JI, Goldstein IM, Snyderman R (eds) Inflammation, basic principles and clinical correlates. Raven, New York, pp 513–542

Sivaloganathan S (1982) Ante-mortem injury or post-mortem? Diagnosis using histamine as a marker. Med Sci Law 22:119–125

Smith B (1945) Forensic medicine. Churchill, London

Smith B (1965) Histochemical changes in muscle necrosis and regeneration. J Pathol Bacteriol 89:139–143

Snowden JM (1981) Wound contraction. A quantitative interpretation. AJEBAK 59:203–217

Sorg C (1988) Macrophages in inflammation. In: Sorg C (ed) The alveolar macrophage. Regensberg & Biermann, Dortmund, pp 23–35

Spector GJ (1977) Leucine and alanine aminopeptidase activities in experimentally induced intradermal granulomas and late stages of wound healing in the rat. Lab Invest 36:1–7

Spector WG, Willoughby DA (1968) The pharmacology of inflammatory. University Press, London

Spielmeyer W (1922) Histopathologie des Nervensystems. Springer, Berlin

Stanley JR, Foidart JM, Murray JC, Martin GR, Katz SI (1980) The epidermal cell which selectively adheres to a collagen substrate is the basal cell. J Invest Dermatol 74:54–64

Stearns ML (1940) Studies on the development of connective tissue in transparent chambers in the rabbit's ear. I. Am J Anat 66:133–176

Stenn KS, Madri JA, Roll FJ (1979) Migrating epidermis produces AB 2 collagen and requires continual collagen synthesis for movement. Nature 277:229–232

Stewart RJ, Duley JA, Allardyce RA (1979) The migration of fibroblasts into an in vitro wound. Br J Exp Pathol 60:582–588

Stirling GA, Kakkar VV (1969) Cells in the circulating blood capable of producing connective tissue. Br J Exp Pathol 50:51–55

Strassmann G (1949) Formation of hemosiderin and hematoidin after traumatic and spontaneous cerebral hemorrhages. Arch Pathol Sci 47:205–210

Struck H, Nagelschmidt M (1977) Hydroxyprolinfraktionen im Blut. J Clin Chem Clin Biochem 15:625–628

Sudo LS, Garcia Leme J (1980) The inflammatory responses of rats depleted of lymphocytes or with an artifical obstruction of the thoracic duct. Br J Exp Pathol 61:176–182

Suhar M, Marks N (1979) Purification and properties of brain cathepsin B. Evidence of pituitary lipoproteins. J Biochem 101:23–30

Svoboda ELA, Brunette DM, Melcher AH (1979) In vitro phagocytosis of exogenous collagen by fibroblasts from the peridontal ligamen. An electron microscopic study. J Anat 128:301–314

Svoboda ELA, Shiga A, Deporter DA (1981) A sterologic analysis of collagen phagocytosis by fibroblasts in three soft connective tissues with differing rates of collagen turnover. Anat Rec 199:473–480

Sylven B (1941) Über das Vorkommen von hochmolekularen Esterschwefelsäuren im Granulationsgewebe und bei Epithelregeneration. Acta Chir Scand [Suppl] 6:1–51

Tada T, Reidy MA (1987) Endothelial regeneration: IX. Arterial injury followed by rapid endothelial repair induces smooth-muscle-cell proliferation but not intimal thickening. Am J Pathol 129:429–433

Tannenberg J (1925) Experimentelle Untersuchungen über lokale Kreislaufstörungen. IV. Teil: Die Leukozytenauswanderung und die Diapedese der roten Blutkörperchen. Frankf Z Pathol 31:351–383

Ten Cate AR, Freeman E (1974) Collagen remodelling by fibroblasts in wound repair. Preliminary observations. Anat Rec 179:543–547

Tenhunen R, Marver HS, Schmid R (1969) Microsomal heme oxygenase. J Biol Chem 244:6388–6394

Thomas MA, McSween RNM (1981) Heterogeneity of rat peritoneal and alveolar macrophage populations: Characterization of their surface antigens by antisera. Br J Exp Pathol 62:65–73

Todo H (1968) Healing mechanism of tooth extraction wounds in rats: I. Initial cellular response to tooth extraction in rats studied with ^{3}H-thymidine. Arch Oral Biol 13:1421–1428

Truden JL, Boros DL (1988) Detection of α_2-macroglobulin, α_1-protease inhibition and neutral protease-antiprotease complexes within liver granulomas of schistosoma mansoni-infected mice. Am J Pathol 130:281–288

Tuckett F, Morriss-Kay G (1988) Alcian blue staining of glycosaminoglycans in embryonic material: effect of different fixatives. Histochem J 20:174–182

Tutsch-Bauer E, Baur C, Tröger HD, Liebhardt E (1981) Untersuchungen zur Altersbestimmung an künstlich gesetzten Haematomen. Beitr Gerichtl Med 39:83–86

Udenfried S (1962) Fluorescence assay in biology and medicine. In: Molecular biology, vol 3. Academic Press, New York, pp 170–174

Uitto J, Olsen DR, Fazio MJ (1989) Extracellular matrix of the skin: 50 years of progress. J Invest Dermatol [Suppl] 92:61–77

Urist MR, McLean FC (1941) Calcification and ossification. I. Calcification in the callus healing fractures in normal rats. J Bone Joint Surg 23:1–16

Valk P van der, Herman CJ (1987) Biology and disease. Leukocyte functions. Lab Invest 57:127–137

Valle KJ, Bauer EA (1979) Biosynthesis of collagenase by human skin fibroblasts in monolayer cultures. J Biol Chem 254:10115–10122

Veis A (1982) Collagen fibrillogenesis. Connect Tissue Res 10:11–24

Verlinden J, Leuben F van, Cassiman JJ, Berghe H van den (1981) Identification of the human fibroblast surface glycoprotein (FSG) as aminopeptidase. FEBS Lett 123:287–290

Verzar F, Willenegger H (1961) Das Altern des Kollagens in der Haut und in Narben. Schweiz Med Wochenschr 91:1234–1237

Vincent JE, Bonta IL, Zijlstra FJ (1978) Accumulation of blood platelets in carrageneen in rat paw edema: possible role in the inflammatory process. Agents Actions 8:291–299

Viziam CB, Matoltsy AG, Mescon H (1964) Epithelialization of small wounds. J Invest Derm 43:499–507

Wahl LM, Wahl SM, Mergenhagen SE, Martin GR (1975) Collagenase production by lymphokine activated macrophages. Science 187:261–263

Wahl SM, Allen JB (1988) T lymphocyte-dependent mechanisms of fibrosis. In: Barbul A, Pines E, Caldwell M, Hunt TK (eds) Growth factors and other aspects of wound healing. Liss, New York, pp 147–160

Walcher K (1930) Über vitale Reaktionen. Dtsch Z Gesamte Gerichtl Med 15:16–57

Walcher K (1935) Zur Differentialdiagnose einiger Zeichen vitaler Reaktion. Dtsch Z Gesamte Gerichtl Med 24:16–24

Walcher K (1936) Die vitale Reaktion bei der Beurteilung des gewaltsamen Todes. Dtsch Z Gesamte Gerichtl Med 26:193–211

Wandall JH (1980) Leukocyte mobilization to skin lesions. Acta Pathol Microbiol Scand [C] 88:255–261

Ward PA (1975) Inflammation. In: La Via MF, Hill RB (eds) Principles of pathobiology. Oxford Press, New York Oxford London Toronto

Warfel KA, Hull MT (1984) Migration of lymphocytes through the cutaneous basal lamina in normal skin: an ultrastructural study. Anat Rec 208:349–355

Washburn WW (1954) Comparative histochemical observations on wound healing in adult rats and cultured adult human epithelium. J Invest Dermatol 23:169–179

Washburn WW (1960) Wound healing as a problem of growth. In: Nowinski WW (ed) Fundamental aspects of normal and malignant growth. Elsevier, Amsterdam, pp 664–711

Weed RI, Reed CF (1966) Membrane alterations leading to red cell destruction. Am J Med 41:681–698

Wegelius O, Asbor-Hansen G (1956) Mast cells and tissue water. Studies on living connective tissue in the hamster cheek pouch. Exp Cell Res 11:437–443

Weiss J (1976) Enzymic degradation of collagen. Int Rev Connect Tissue Res 7:101–175

Weiss P (1966) Biological foundation of repair at the cellular level. In: Levenson SM, Stein JM, Grossblatt N (eds) Wound healing. National Academy of Sciences/ National Research Council, Washington/DC, pp 116–142

Werb Z, Gordon S (1975a) Secretion of a specific collagenase by stimulated macrophages. J Exp Med 142:346–360

Werb Z, Gordon (1975b) Elastase secretion by stimulated macrophages. Characterisation and regulation. J Exp Med 142:361–377

Werb Z, Banda MJ, Jones PA (1980) Degradation of connective tissue matrices by macrophages. I. Proteolysis of elastin, glycoproteins and collagen by proteinases isolated from macrophages. J Exp Med 152:1340–1357

Werb Z, Banda MJ, Takemura R, Gordon S (1986) Secreted proteins of resting and activated macrophages. In: Weis DM (ed) Handbook of experimental immunology: Cellular immunology. Blackwell, Oxford, pp 47.1–47.15

Wester J, Sixma JJ, Geuze JJ, Heijnen HFG (1979) Morphology of the hemostatic plug in human skin wounds. Transformation of the plug. Lab Invest 41:182–192

Whatley RE, Zimmermann GA, McIntyre TM, Taylor R, Prescott StM (1987) Production of platelet-activating factor by endothelial cells. Semin Throm Hemost 13:445–453

Whittaker P, Boughner DR, Kloner RA (1989) Analysis of healing after myocardial infarction using polarized light microscopy. Am J Pathol 134:879–893

Wicha MS, Liotta LA, Garbisa S, Kidwell WR (1979) Basement membrane collagen requirements for attachment and growth of mammary epithelium. Exp Cell Res 124:181–190

Wichman BE (1955) The mast cell count during the process of wound healing. An experimental investigation on rats. Acta Pathol Microbiol Scand [Suppl] 108:5–35

Wiebel F, Baserga R (1969) Early alterations in amino acid pools and protein synthesis of diploid fibroblasts stimulated to synthesize DNA by addition of serum. J Cell Physiol 74:191–202

Wille R, Ebert M, Cornely M (1969a) Zeitstudien über Hämosiderin. Arch Kriminol 144:28–34

Wille R, Ebert M, Cornely M (1969b) Zeitstudien über Hämosiderin. Arch Kriminol 144:107–116

Williams G (1970) The late phases of wound healing: Histological and ultrastructural studies of collagen and elastic-tissue formations. J Pathol Bacteriol 102:61–68

Winter GD (1964) Movement of epidermal cells over the wound surface. In: Advances in biology of skin. Pergamon Press, Oxford London Edinburgh New York Paris Frankfurt, pp 113–141

Wokalek H (1988) Cellular events in wound healing. CRC Crit Rev Biocompat 4:209–246

Woolley DE (1984) Mammilian collagenases. In: Pietz KA, Reddi AH (eds) Extracellular matrix biochemistry. Elsevier, Amsterdam, pp 119–157

Yamamoto K, Katsuda N, Himeno M, Kato K (1979) Cathepsin D of rat spleen. Affinity, purification and properties of two types of cathepsin C. Eur J Biochem 95:459–467

Zachariae C, Ternowitz T, Larsen CG, Nielsen V, Thestrup-Pedersen K (1988) Epidermal lymphocyte chemotactic factor specifically attracts OKT4-positive lymphocytes. Arch Dermatol Res 280:354–357

Zeitz M, Ruiz-Torres A, Merker HJ (1978) Collagen metabolism in granulation wounds of rat skin. Arch Dermatol Res 263:207–214

Zollinger HU (1962) Die Wundheilung vom Standpunkt der pathologischen Anatomie. Helv Chir Acta 29:181–207

Zucker MB (1974) Platelets. In: Zweifach BW, Grant L, McClusky KTM (eds) The inflammatory process, vol 1. Academic Press, San Francisco, pp 511–542

Sachverzeichnis